赤ちゃんはお腹の中で何《なに》をしているのか

丸茂元三
板橋中央総合病院
産婦人科医長
超音波専門医

もくじ

4章　4Dエコーで見る胎児の発育

エピローグ　４Ｄエコーで妊娠ライフが変わる

編集協力／麻生泰子
ブックデザイン／前橋隆道、千賀由美
イラスト／高村あけみ

本書の楽しみ方

BOOK

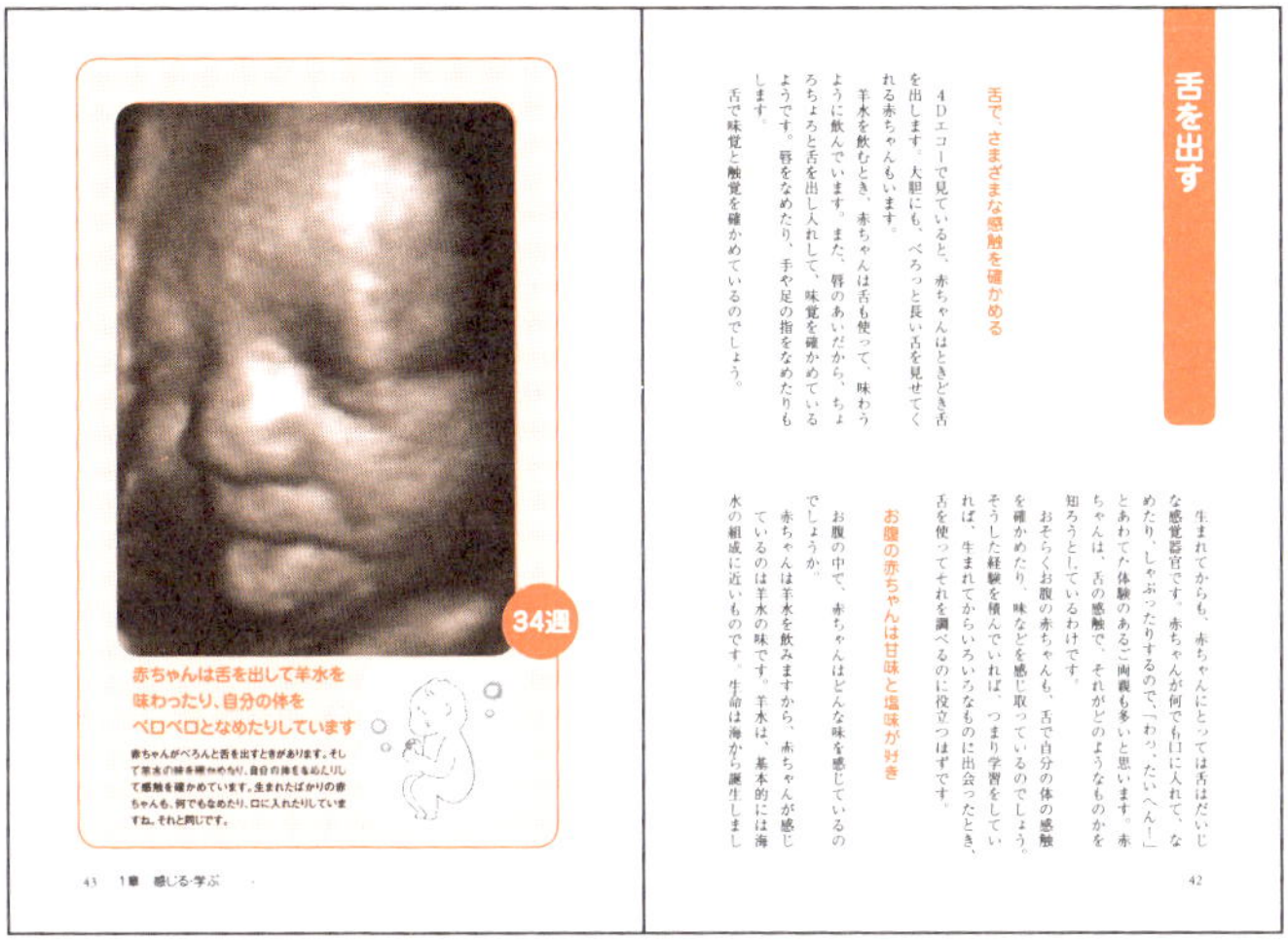
舌を出す

舌で、さまざまな感触を確かめる

4Dエコーで見ていると、赤ちゃんはときどき舌を出します。大胆にも、べろっと長い舌を見せてくれる赤ちゃんもいます。

羊水を飲むとき、赤ちゃんは舌も使って、味わうように飲んでいます。また、唇のあいだから、ちょろちょろと舌を出し入れして、味覚を確かめているようです。唇をなめたり、手や足の指をなめたりもします。

舌で味覚と触覚を確かめているのでしょう。

生まれてからも、赤ちゃんにとっては舌はだいじな感覚器官です。赤ちゃんが何でも口に入れて、なめたり、しゃぶったりするので、「わっ、たいへん!」とあわてた体験のあるご両親も多いと思います。赤ちゃんは、舌の感触で、それがどのようなものかを知ろうとしているわけです。

おそらくお腹の赤ちゃんも、舌で自分の体の感触を確かめたり、味などを感じ取っているのでしょう。そうした経験を積んでいれば、つまり学習をしていれば、生まれてからいろいろなものに出会ったとき、舌を使ってそれを調べるのに役立つはずです。

お腹の赤ちゃんは甘味と塩味が好き

お腹の中で、赤ちゃんはどんな味を感じているのでしょうか。

赤ちゃんは羊水を飲みますから、赤ちゃんが感じているのは羊水の味です。羊水は、基本的には海水の組成に近いものです。生命は海から誕生しまし

42

34週

赤ちゃんは舌を出して羊水を味わったり、自分の体をベロベロとなめたりしています

赤ちゃんがべろんと舌を出すときがあります。そして羊水の味を確かめたり、自分の体をなめたりして感触を確かめています。生まれたばかりの赤ちゃんも、何でもなめたり、口に入れたりしていますね。それと同じです。

43 1章 感じる・学ぶ

お腹の中の赤ちゃんの3D写真と丸茂元三先生の解説文が掲載されています

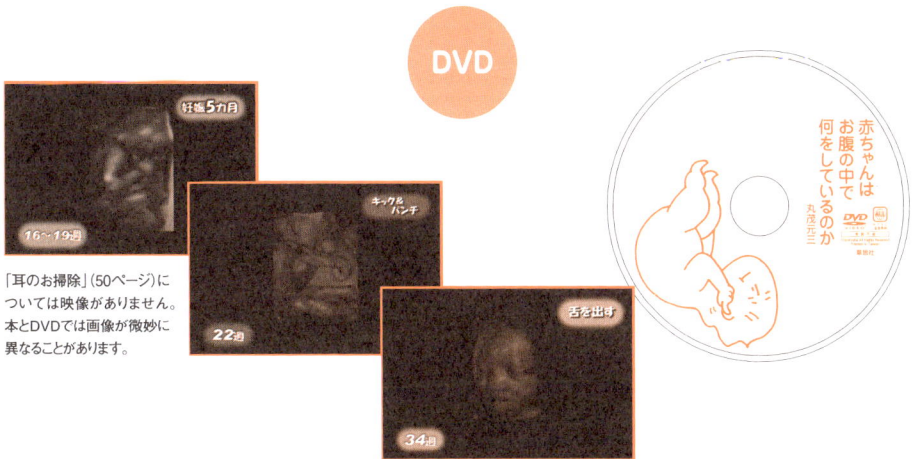

DVD

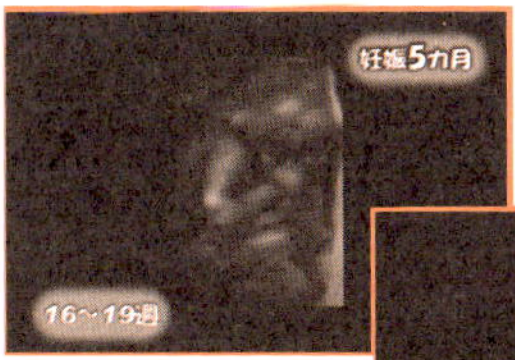

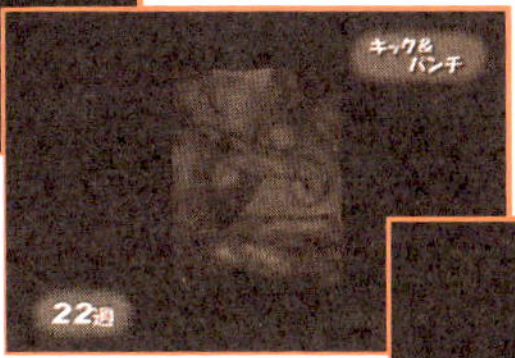

「耳のお掃除」(50ページ)についても映像がありません。本とDVDでは画像が微妙に異なることがあります。

本で紹介したお腹の中の赤ちゃんの表情や動作が立体動画(4D)で観賞できます。
丸茂元三先生のナレーションで赤ちゃんの様子をとくとお楽しみください

お母さんのお腹の中は
こうなっている

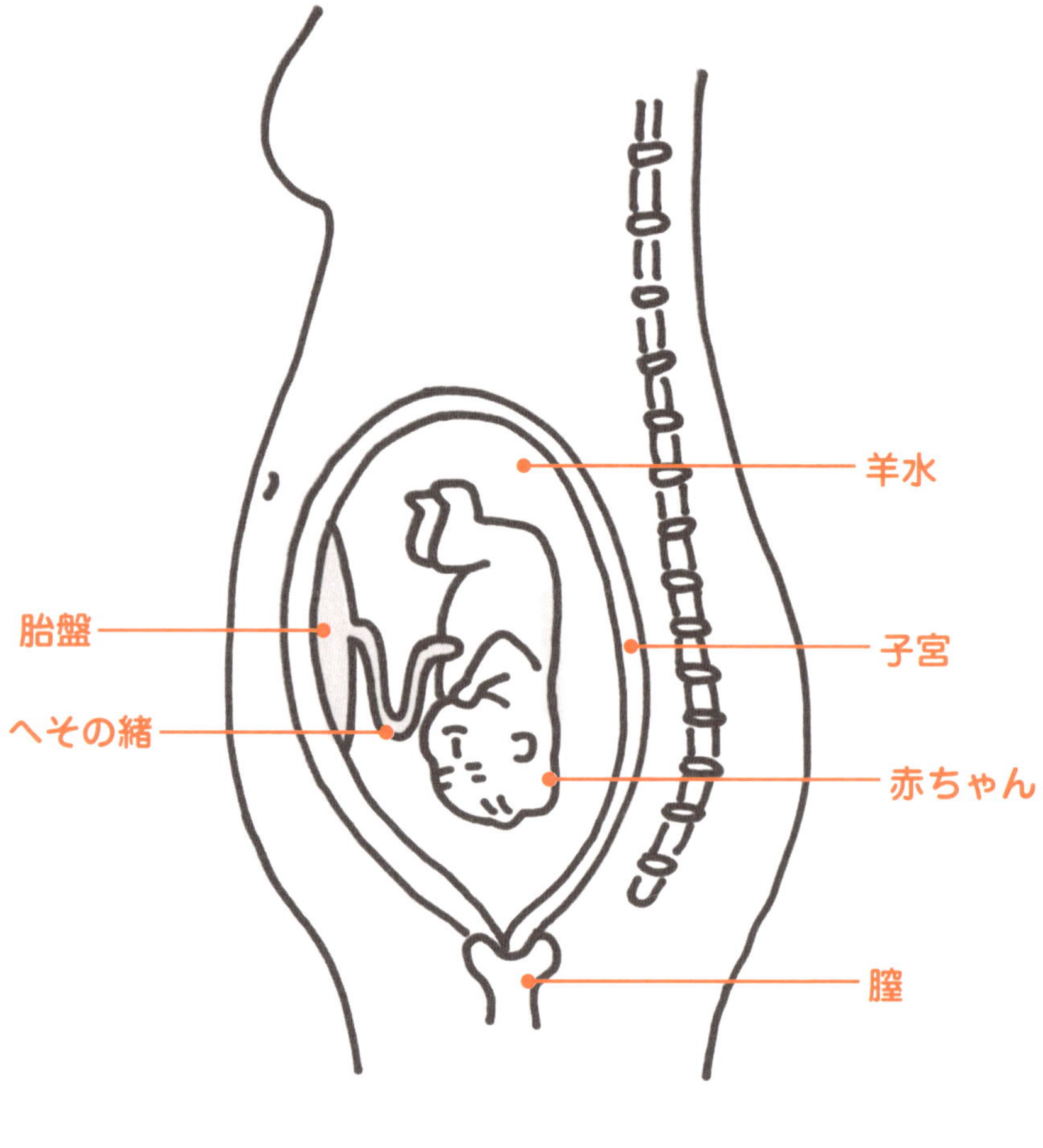

赤ちゃんは頭を下にして、お母さんのお腹の中にいます。羊水に浮かんでいるので下向きでも苦しくありません。むしろお腹から出ていくときのことを考えると、これが一番ラクなのです。胎盤からへその緒を通じて、栄養と酸素をもらってどんどん大きくなります。

プロローグ

4Dエコーで見えてきた胎児の素顔

お腹の赤ちゃんと対面できる時代

お腹の中の赤ちゃんは何をしているのだろうか——そんな疑問を持ったことはありませんか。

そんなことを考えるのは、ふつうは妊娠した女性くらいのものでしょう。また、かりに考えたとしても、

「生まれたばかりの赤ちゃんは横になって寝てばかりで自力で起き上がることもできないのだから、お腹の中にいるときもたいしたことはしていないだろう」

としか思わないのではないでしょうか。

なにしろ、お母さんのお腹の中にいる赤ちゃんは、外側からはまったく見ることができません。以前は、男の子か女の子かという性別さえ、おぎゃあと誕生してくるまでわかりませんでした。

そのお腹の中の赤ちゃんが、エコー（超音波診断装置）の登場で見えるようになりました。それまでは、赤ちゃんの大きさを知るにも、お母さんのお腹の上から手さぐりで測定するなどの方法しかなかったのですが、エコーの画像で目で確認できるようになり、お腹の中にいるときから、赤ちゃんの性別などもわかるようになったのです。また、赤ちゃんが指しゃぶりをしている姿などが観察され、胎児の研究も進みました。

「見えなかったものが見えるようになった」という点でエコーは画期的でしたが、この画像はモノクロで、映し出された赤ちゃんを見ても、お母さんには「それらしいものが何か見える」といった程度のことしかわからない場合が多かったと思います。顔つきなどもよくわからず、赤ちゃんがどんな顔をしているかは生まれてきてはじめてわかることで、妊娠中は想像するしかなかったのです。

それが最近では赤ちゃんの顔立ちはもちろん、さまざまな表情の変化までリアルに見られるようになったのです。まさにお腹の赤ちゃんとのご対面です。

お腹の赤ちゃんの手相までわかる

お腹の赤ちゃんがよく見えるようになったのは、4Dエコー《フォーディー》という診断装置のおかげです。これは、デジタル技術の発達のおかげで、従来のエコーが格段に進化した検査装置です。

この4Dエコーによって、お腹の赤ちゃんがよく見えるようになったことは、次のような感想をもらすご両親が少なくないことからもわかります。

「生まれてきた子どもは、画像で見たのと同じ顔をしていました」

生まれる前と後で顔がちがっていたら困りますが、それくらいよく見えるということです。赤ちゃんのさまざまな表情やしぐさなどもはっきりとわかります。お腹の中で、赤ちゃんがさまざまなポーズをとっているのも見えます。

指しゃぶりどころか、お腹の赤ちゃんはなんと足の指しゃぶりまでしています。足の臭いもかいでいます。顔の前に足を持ってくることができるほど体が柔らかいのですが、そのポーズは、まさにヨガの達人といったところです。

見えるといえば、以前、テレビ局から「お腹の赤ちゃんの手相がわかりますか」という問い合わせがあり、手のひらの筋が映っている画像を番組でご紹介したことがあります。お腹の赤ちゃんの小さな手のひらにくっきりと刻まれた筋を見て、そのときスタジオにいた方たちから、男性、女性を問わず、「ほーっ」という驚きの声があがりました。

とにかく、お腹の中の赤ちゃんのことはわかっているようで意外とそうではないことが多く、みなさん興味津々のようでした。

ヒトは、ヒトのことにたいへん興味がある動物です。ヒトはいかに進化してヒトになったのか、また一個の受精卵からどのようにしてヒトは育っていくのか。こうしたことには誰でも興味を持ちます。ですから、お腹の中の赤ちゃんがリアルに見られるようになると、妊婦さんでなくても、お腹の中の赤ちゃんがどんなことをしているのか、あらためて関心を抱く人も多いのではないでしょうか。この本では、４Ｄエコー画像がとらえた、お腹の赤ちゃんのさまざまな姿をお見せしていきます。

申し遅れましたが、私は産婦人科の医師で、この４Ｄエコーの前身である３Ｄエコーが登場してきたときから、この検査装置の活用法を研究しています。

4Dエコーも最近はかなり普及してきましたが、その画像撮影およびこれまで撮影してきたデータの量では、おそらく日本一だろうと自負しています。

4Dエコーとは

4Dエコーの「4D《フォーディー》」とは、四次元ということです。Dは、ディメンション(dimension)の頭文字をとったものです。それ以前に3D(三次元)エコーがありましたが、立体的に見える三次元エコーに、時間の要素が加わったものが四次元エコーというわけで、要するに静止画像ではなく、立体像が動画で見られる、ということです。

ここでエコーについてすこしご説明しておくと、3Dエコーや4Dエコーというのは知らないが、エコー検査(超音波検査)なら受けたことがある、という方も多いことでしょう。

エコー検査では、体にブローブという機械を当てると、画面に体の内部が映し出されます。ブローブを当てる部位や角度を調整しながら、目的の臓器の内部組織を映し出して、異常がないかどうかを観察するのですが、そのとき画面に見えたものは、モノクロの画像だったはずです。

これが従来のエコーで、これは二次元、つまり平面で見る超音波画像です。いろいろなものの断面を画像化しているわけです。ふつう病院でエコーといえば、この二次元のエコーのことをさしています。

超音波を使ったエコー検査は、体を傷つけることなく、肝臓や腎臓、心臓、あるいは乳房などの内部組織を調べることができます。体の内部を調べる検査装置としては、最近ではＭＲＩのような高度な検査装置も普及してきましたが、体にプローブを当てるだけですむエコー検査は、現在でも医療では幅広く用いられています。安全性の面などからみても、たいへん有用な検査装置なのです。

従来のエコーでも、赤ちゃんが見えたが……

女性が妊娠したとき、お腹の赤ちゃんの診断をするために、エコー検査は欠かせないものとなっています。妊婦さんが定期的に受ける健康診断でも、エコーで赤ちゃんの大きさを測定して、ちゃんと成長しているかどうかを確認します。もちろん、異常がないかどうかも詳細に観察します。

妊婦さんは健診でこの二次元画像を見せられて、いろいろと説明を受けます。しかし、二次元画像の場合、いくら見ても、何がなんだかよくわからないというのが実際のところではないでしょうか。

ご参考までに、左に従来の二次元エコーで撮った赤ちゃんの写真をお見せします。これは専門家からすると、かなりよく撮れたわかりやすい画像なのですが、いかがでしょうか。赤ちゃんが映っていることはわかっても、「かわいい」

とか、親密感を感じるまでにはいたらないのではないかと思います。

無理もありません。ふつう私たちがものを見るときは、外側の立体像を見ています。つまり三次元の立体として見るわけです。ところが、二次元画像で見えるのは断面像です。お腹の赤ちゃんが輪切りになった状態で画面に映っているのです。ですから、この二次元画像を見て、お母さんも含めて一般の方が戸惑ってしまうのも当然なのです。

専門家の場合は、この二次元画像をさまざまな角度から見ることにより、頭の中で立体像、すなわち三次元画像に組み立て直して診断しています。ですから、二次元画像でもお腹の赤ちゃんの健康診断に役立ちますが、じつをいえば、専門家でも三次元の立体画像を見てみたいと思っていたのです。

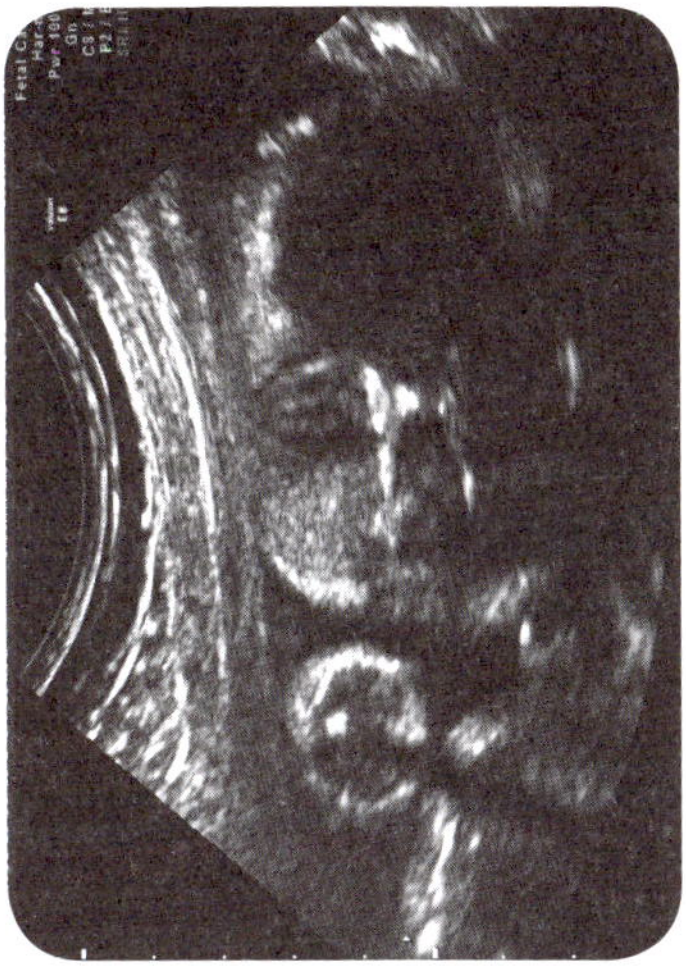

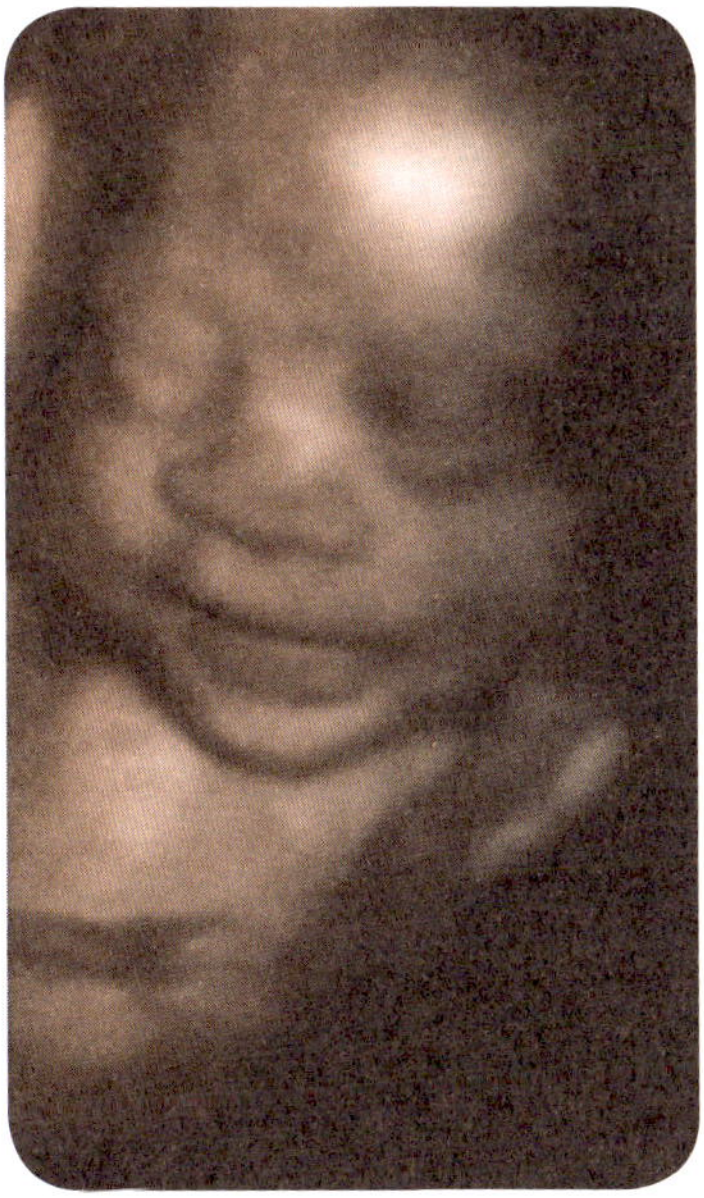

上:従来の二次元エコー画像。断面が映っているだけの平面的な画像で、一般の人にはわかりにくい。下:現在の三次元エコー画像。映像に奥行きが出ることで赤ちゃんを立体的にとらえている。お母さんにもわかりやすい。

リアルタイムで赤ちゃんの動きもわかる

そして登場したのが、三次元エコーです。赤ちゃんを立体的に見ることができる装置です。しかも、二次元エコーのようなモノクロではなく、カラーで見られるようになりました。

ただ当初は、三次元画像をつくりあげるのに、何十秒もかかりました。赤ちゃん全体をスキャンして、そのデータをコンピュータ処理するのにどうしても時間がかかったのです。

しかも、スキャンしているあいだに赤ちゃんが動くと、画像がゆがんでしまいます。シャッタースピードの遅いカメラで写真を撮っているのと同じで、相手が静止していないと、きれいに撮れないわけです。お腹の赤ちゃんに、動かないでと注文をつけるわけにもいかず、その点がこの3Dエコーの難点でした。

しかし、きれいに撮れた三次元の画像は、通常の二次元画像がまったくわからない一般の方でも、たいへんわかりやすい画像です。直接赤ちゃんを見ているようで、お母さんたちもお腹の赤ちゃんを見てたいへん喜びました。

そして、ハードもソフトもどんどん進化して、現在では、ほとんど瞬時に三次元画像が構築できるようになりました。そのおかげで、リアルタイムで、しかも動く三次元画像を見ることができるようになったのです。これが4Dエコーです。三次元の立体映像に時間の要素も入れて、４Ｄ（四次元）というわけです。

まるで、子宮の中にカメラを入れたような映像が、お腹の上にエコーの機械を当てただけで、簡単に見えるのです。まさに驚きの映像です。

４Dエコーを見て、お母さんの顔が輝く

大学で研究のために４Ｄエコーの撮影に協力してくださった妊婦さんたちを見ていて、私はあることに気がつきました。赤ちゃんの立体画像をお見せすると、二次元画像を見たときとは、お母さんがたの喜び方がまったくちがっていたのです。

二次元画像のときでも、赤ちゃんの顔がかわいらしく撮れていると私が思う画像を選んでお見せし、妊婦さんも喜んでくれたのですが、立体像を見たときの妊婦さんの喜び方は明らかにちがいました。妊婦さんの顔の輝き方がちがうのです。

そうした妊婦さんを見ていて、二次元画像では全然わかっていなかったのだ、ということを私は痛感しました。

それもそのはずです。二次元画像では断面が映るのですから、まるで赤ちゃんの骸骨を見ているような感じなのです。妊婦さんには、元気で育っているよ

うだということはわかっても、「まあ、かわいい」と思えるような画像ではなかったのです。

4Ｄ画像を見た妊婦さんのなかには、涙する方が大勢いらっしゃいます。それまでの二次元エコーの断面像ではない、立体の赤ちゃんを目にして感動するお母さんの姿は、私にはまぶしいばかりでした。

ようこそ、赤ちゃんの世界へ

デジタル技術の発達のおかげで、4Ｄエコーがお腹の赤ちゃんをリアルに見せてくれるようになりましたが、お腹の中という環境にあるために、撮影に工夫が必要になることがあります。

それは、赤ちゃんが子宮の壁の一部に触れていることです。たまたま顔が子宮の壁に接していると、赤ちゃんの肌も、子宮の壁も同じ〝肉〟なので、超音波では、顔と子宮の壁の区別がしにくくなるのです。

ですから、赤ちゃんの顔がしっかり見える条件は、赤ちゃんの顔が子宮の壁から離れていて、羊水が顔の前にあることです。

また、赤ちゃんが小さいうちは体のかなりの部分が見えますが、成長するにしたがって、画像でとらえられる範囲がかぎられてきます。赤ちゃんの顔がうまく入るように超音波を当てる位置を調整しないと、いくら立体的とはいえ、体の一部だけで、一般の人にはわかりにくい画像になってしまいます。

とはいえ、赤ちゃんは羊水という液体の中にいるので、超音波で三次元の画像をつくる対象としてうってつけなのです。

リアルタイムで動く立体画像が見える4Dエコー装置は、まさに赤ちゃんを見るために開発されたといっても過言ではないくらい、お腹の赤ちゃんがよく見えます。

この本は男性でも生命の不思議さに触れて驚いたり、楽しんでいただけると思いますが、やはりいちばん喜んでいただけるのは妊婦さんではないかと思います。

赤ちゃんが生まれてくるまでは、男の子か女の子か、性別さえ知りたくないという方もなかにはいらっしゃいますが、胎児の世界をかいま見ることで、妊娠・出産というすばらしい体験について、あらためて味わっていただければ、と願っています。

1章

感じる・学ぶ

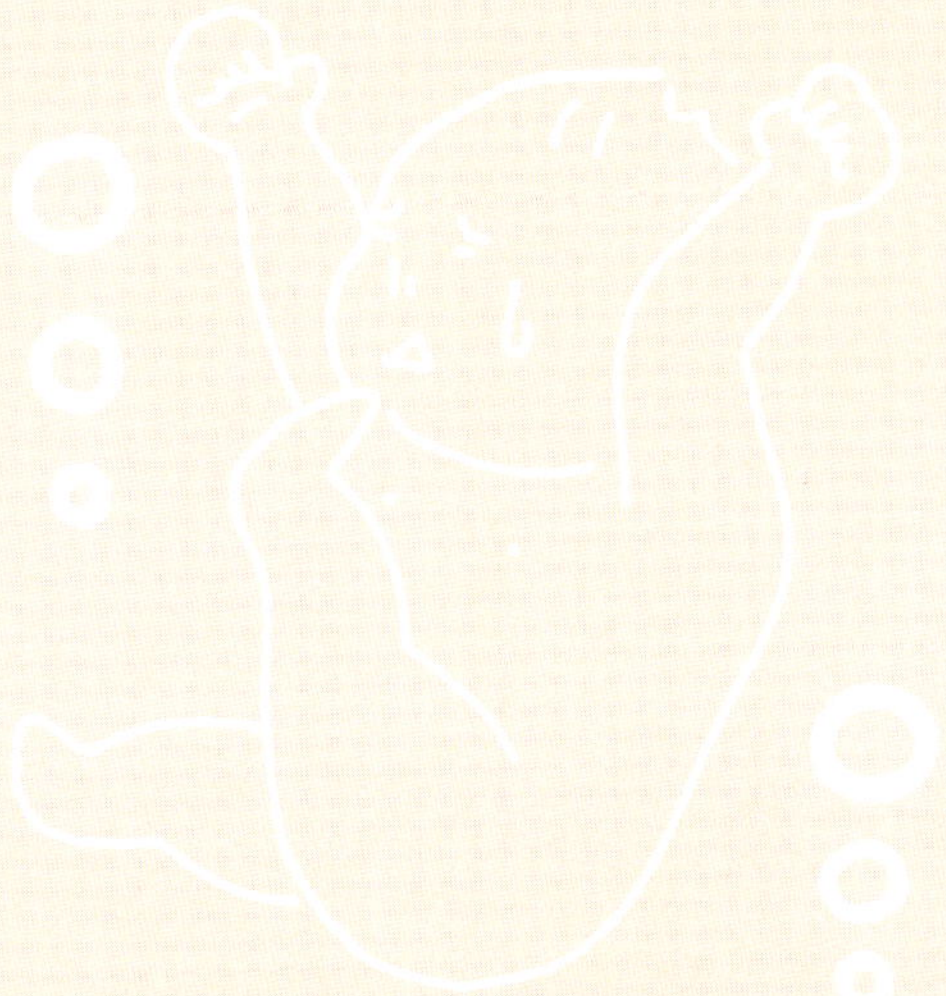

ほほえむ

にっこり笑った将来の美少女

お母さんのお腹にエコーを当てると、モニター画面に赤ちゃんの顔が映し出されました。

「わあ、かわいいな。国民的美少女コンテストに出られるかも」

思わず、そんな言葉を口にしていました。国民的美少女とは、われながらちょっと古いなと思いましたが、それくらいかわいい、女の赤ちゃんだったのです。すると、赤ちゃんがほほえんだのです。

お母さんも、「そんなこと、ないですよ」と言いながら、まんざらでもないようでした。

そのまましばらくお母さんと談笑しましたが、その間、赤ちゃんはずっとほほえみをたたえた表情をしていて、楽しそうに見えます。ときどき、口を動かして、そこでまたほほえみます。

そのようすを見ていると、私の話している声が聞こえているかのようです。あるいは、お母さんのうれしさや、楽しい感情が伝わったのかもしれません。

お腹の赤ちゃんは、表情豊か

じつは4Dエコーで見るまでは、私もお腹の中の赤ちゃんが笑うなどとは思ってもみませんでした。従来の二次元エコーの時代には、胎児が指しゃぶりすることなどは報告されていましたが、表情まで鮮明にとらえることはできなかったのです。

それが4Dエコーになって赤ちゃんがお腹の中でじつにさまざまな表情をすることがわかったのです。

その表情の豊かさは、まさに驚きでした。

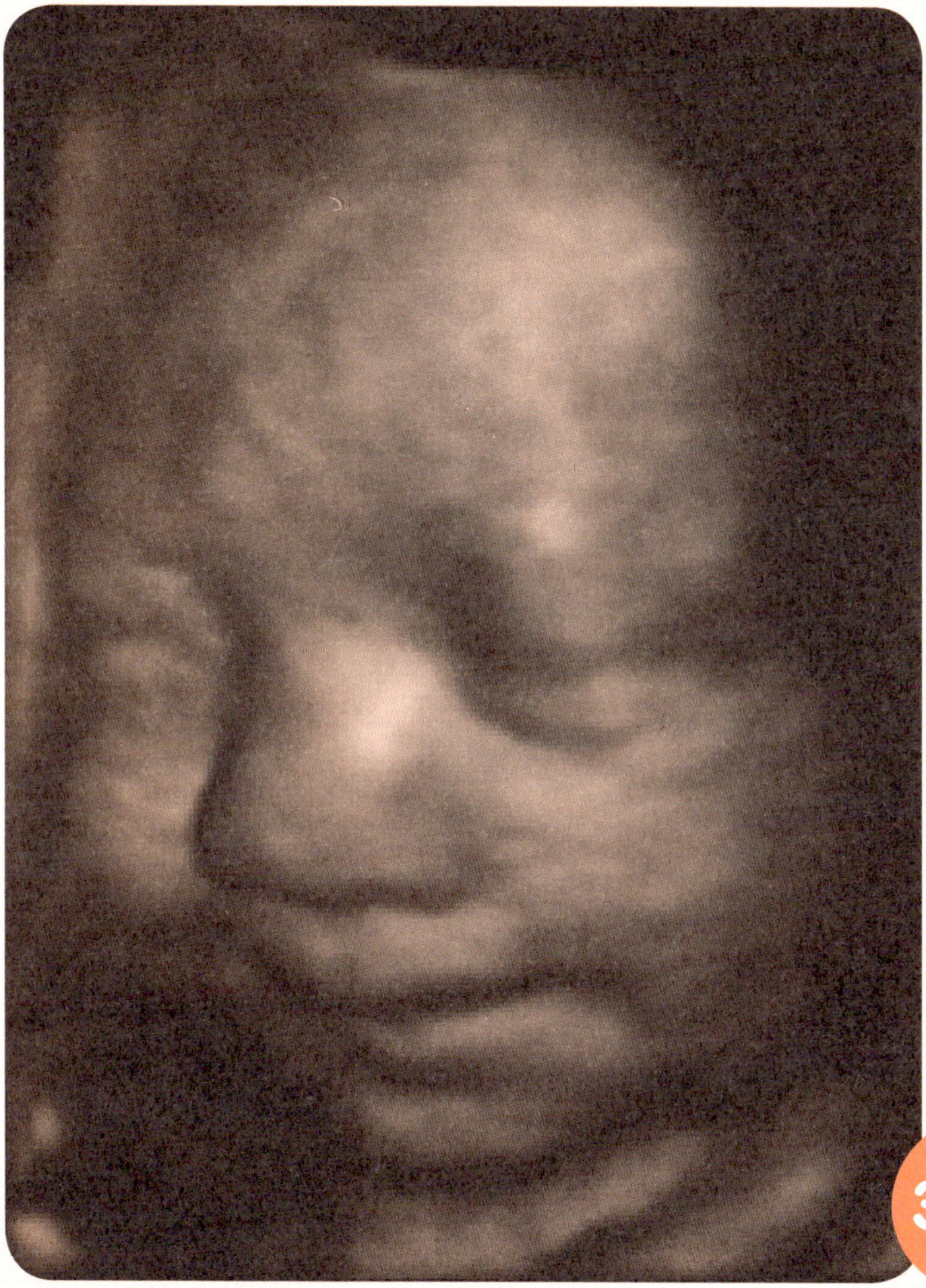

34週

にっこりとほほえむ赤ちゃん
お母さんのお腹の中で
楽しい夢でも見ているのかな

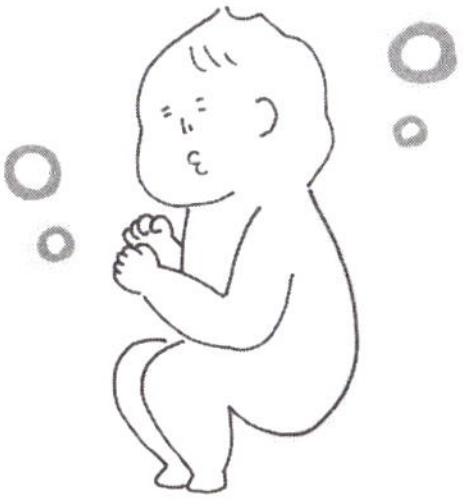

お腹の中の赤ちゃんは笑ったり、口を開けたり、しかめっ面をしたり、いろんな表情をしています。お母さんが楽しんでいたり、好きなことをしていたりすると、赤ちゃんもにっこりほほえんでいます。

お腹の中の赤ちゃんの笑いは、おだやかなほほえみです。快感に包まれた満足の笑みです。そのほほえみはどこからくるかといえば、やはりお母さんの感情と密接に結びついているのでしょう。

お母さんが満足していれば、お母さんには快感ホルモンが分泌されています。快感ホルモンは、へその緒を通じて、赤ちゃんにも影響します。お母さんが満たされていれば、赤ちゃんも満たされます。お母さんが喜べば、赤ちゃんもうれしいのではないでしょうか。

逆に、お母さんがストレスを感じれば、ストレスホルモンが分泌され、赤ちゃんもストレスを感じることになります。

お腹の中にいる赤ちゃんは、お母さんの感情を敏感に感じ取っているのです。

もっとも赤ちゃんを伸ばす胎教とは

最近は胎教が一種のブームのようになっています。

昔の「妊婦が火事を見ると、生まれてくる赤ちゃんにあざができる」式の迷信ではなく、妊娠中はクラシック音楽を聴くといいなどという、情緒豊かで頭のいい子を生むためのものです。子どもは一人か二人という時代ですから、生まれてくる子への親の期待も大きく、胎教への関心も高まるのでしょう。

しかし、クラシック音楽が胎教にいいとしても、お母さんが好きでもないクラシック音楽を無理に聴く必要はないと思います。

赤ちゃんの発育に問題となるものはストレスです。胎児の発育環境にとってもっとも悪いのは、ストレスを与えることです。無限の赤ちゃんの能力を引き出すことが胎教とすれば、赤ちゃんがリラックスして、すこやかにのびのびと育つ環境を提供することが最良の胎教ではないでしょうか。

お母さんが赤ちゃんのことをたいせつに思いながら、楽しく過ごすことが、もっとも赤ちゃんを伸ばす胎教だと私は考えています。

赤ちゃんは、ほめられるのが好き

お母さんが好きな音楽を妊娠中に聴いているときによく反応していた赤ちゃんは、生まれてからも、自然と音楽が好きになっています。お腹の赤ちゃんは好きなものがあれば、それに反応します。逆にいえば、お腹の赤ちゃんの好みにお母さんが行動させられている、ともいえるのです。

妊娠中にお母さんが好んでしていたことに、生まれてきた赤ちゃんは興味を持ちます。お腹にいるときから赤ちゃんは、お母さんが好きなことを好きになるのでしょう。

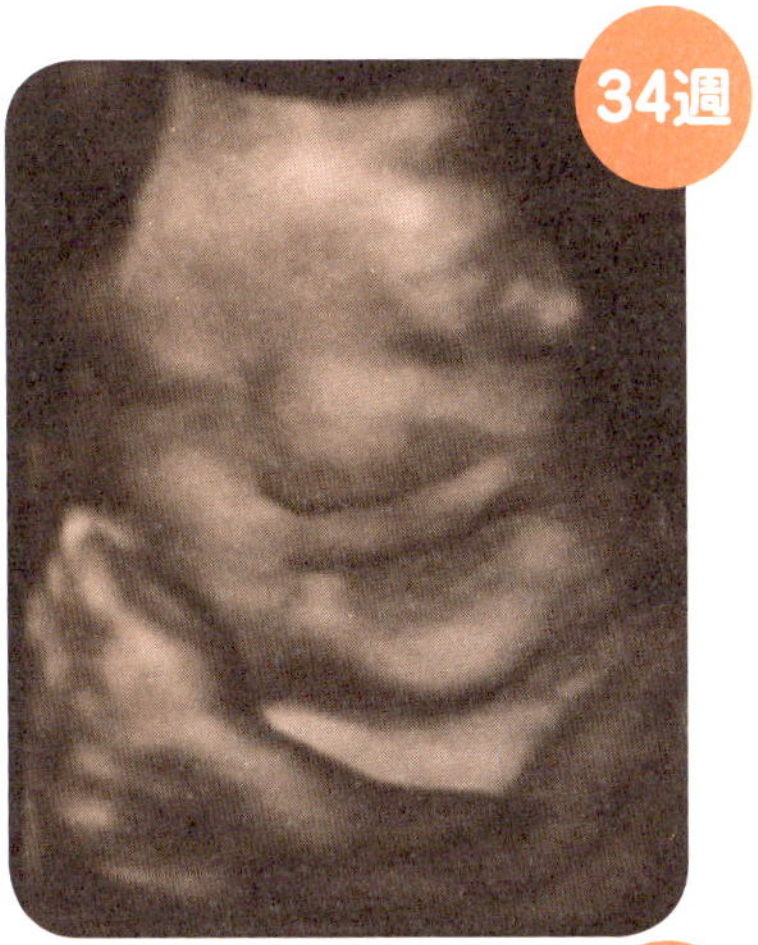

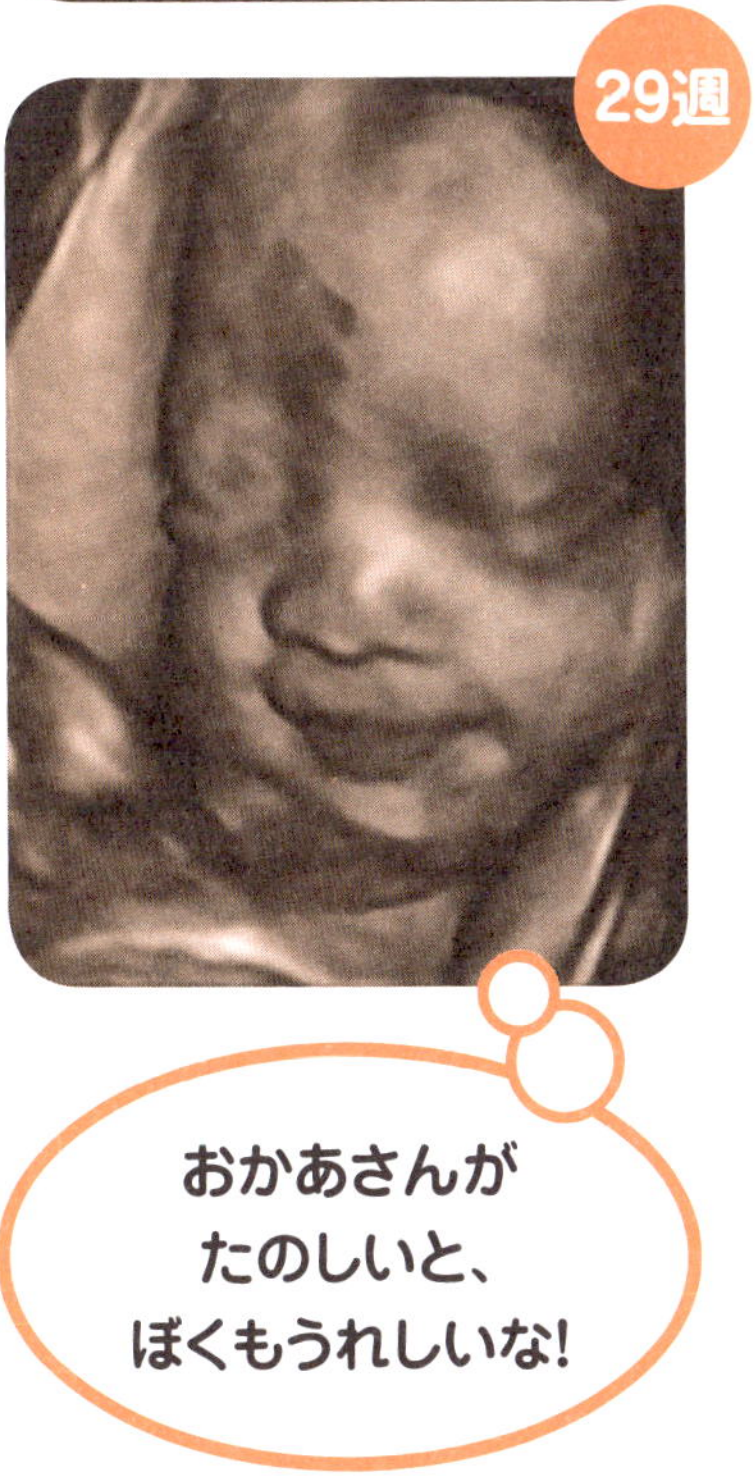

おかあさんが
たのしいと、
ぼくもうれしいな!

ですから、お母さんが妊娠中にいろいろなことに興味を持ち、楽しんで過ごすことが、赤ちゃんの才能を伸ばすことにつながるのではないでしょうか。ここで飛躍して考えれば、お母さんが楽しんでいて、お腹の赤ちゃんもほほえむときに、赤ちゃんの才能の芽も育っていく、といえそうです。

お母さんが満ち足りていれば赤ちゃんも満ち足り、赤ちゃんが満ち足りていれば、お母さんも満ち足りるのはたしかなようです。冒頭の赤ちゃんのように、赤ちゃんもほめられるとうれしいようです。

しかめっ面をする

しかめっ面や唇をかむのは、ご機嫌が悪い!?

お腹の中にいるとき、赤ちゃんは20分ごとに寝たり起きたりをくり返していると言われます。ですから、4Dエコーの時間にちょうど睡眠中だったりすることもあります。エコーで撮影したものはDVDにしてお母さんにお渡ししますから、赤ちゃんがずっと寝たままでは動きも乏しく、お母さんやお父さんが見るときにあまり楽しめない（？）のではと思い、私も〝サービス精神〟を発揮して、無理に赤ちゃんを起こすことがあります。

そんなときに、赤ちゃんがしかめっ面をすることがよくあります。無理やり起こされて、ご機嫌が悪いのかもしれません。しかし、そのくしゃくしゃの顔も、すぐにふつうの顔にもどります。赤ちゃんの不機嫌は、そう長くは続かないのです。

また、赤ちゃんは口をすぼめたり、笑ったり、への字にしたりと、さかんに口を動かしています。そのときに唇をかむしぐさも見られます。「唇をかむ」というと、悔しいことがあったときの表現ですが、赤ちゃんは何を悔しがっているのでしょうか。

もちろん、お腹にいる赤ちゃんに悔しいという感情があるかどうかはわかりません。快・不快は別として、そうした〝高度な〟感情は、生まれてから徐々に育つと一般には考えられています。

お腹の中で、赤ちゃんはトレーニングしている

おそらくお腹の赤ちゃんのさまざまな表情は、出産後に備えての〝練習〟だと思われます。お腹の中

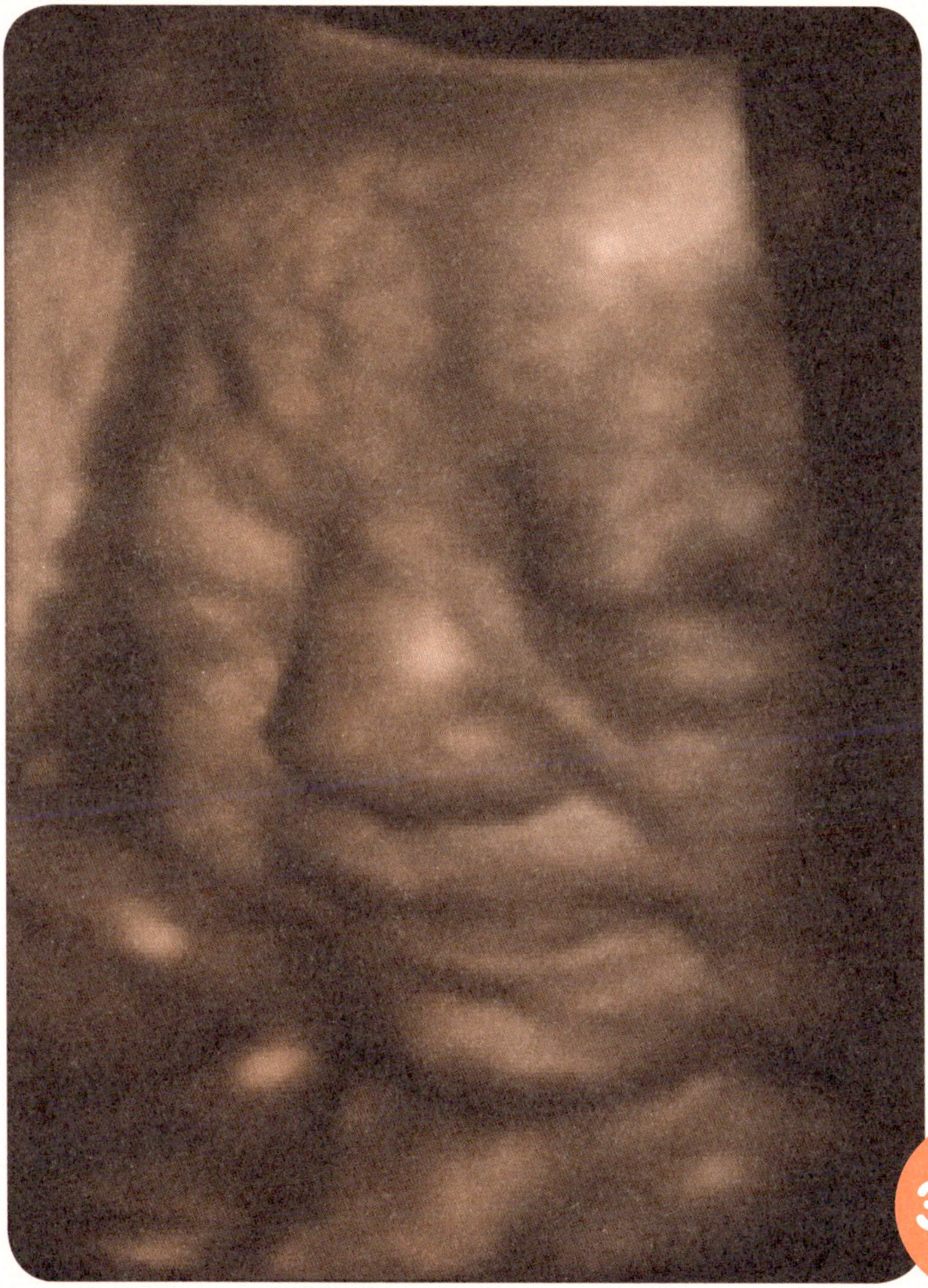

34週

しかめっ面をしている赤ちゃん
苦しいのかな?
いいえ、顔のトレーニング中です

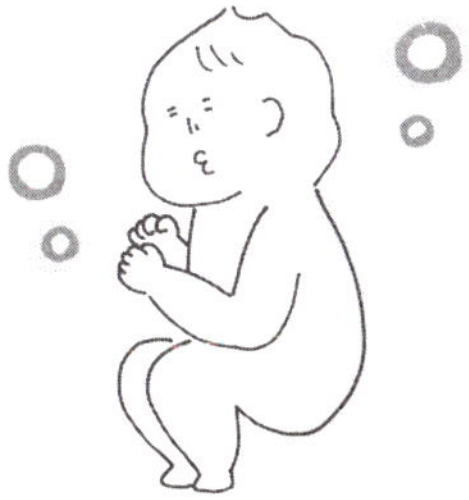

生まれたら、みんなにいろんなお顔を見せられるようにトレーニングしています。しかめっ面をしていても大丈夫。すぐにっこり笑顔になります。お腹の中の赤ちゃんはくるくる表情を変えています。

では、お母さんからへその緒を通じて栄養をもらっていた赤ちゃんですが、誕生後は自分の力で、おっぱいを吸わなければなりません。そのために、顔や口の筋肉なども鍛えておく必要があります。

生まれたばかりの赤ちゃんにとって、おっぱいを吸うのはかなりむずかしいことです。吸うためには力もいります。生まれてくるまえから顔や口の筋肉をトレーニングしておくことで、赤ちゃんは〝生きる力〟を身につけようとしているわけです。

ただ、私たち大人の表情を見ていると、不快なときにしかめっ面をしたり、悔しいときや無念なときに唇をかんだり、口がへの字になったりすることは、ほぼ世界的に共通しています。だからこそ、表情から相手の感情が読み取れるわけです。

そう考えると、赤ちゃんのこうした表情も、まったくのトレーニングというだけでなく、生まれた後の感情表現となんらかの関係があるのではないか、と思いたくもなってきます。

お母さんのストレスは、赤ちゃんにもストレス

赤ちゃんがしかめっ面をするとき、考えられるのが、お母さんが感じているストレスです。

妊娠中の女性は、いろいろなストレスを感じています。具体的にどのようなものがあるかと、私が勤務する病院で、平成17年9月から平成18年6月までの10カ月間に出産した925人（初産438、経産487）を対象にアンケート調査をしました。

その結果、もっとも多くの妊婦さんが感じているストレスは、体調の変化に関することでした。なんと88・3％（初産87・4％、経産89・1％）の方が、体になんらかの不調を感じていました。

次にあがったのが、家事にまつわるストレスで38・4％（初産28・5％、経産47・2％）でした。

ほかには、上の子に応じられない、車内での席をゆずってもらえない、食事制限、嗜好品制限、仕事、走れない、旅行制限、激しい運動制限、重いものが

持てない、切迫流早産での安静、夫婦生活の制限、などと続きました。

以前、二次元エコーで、お母さんが恐怖のような強いストレスのもとにあるとき、お腹の赤ちゃんも、もだえ苦しんでいる様子が観察されたそうです。お母さんがストレスを受けると、赤ちゃんもストレスを受けるのです。そんなときは、赤ちゃんの表情もおだやかではないのかもしれません。

ストレスに強い赤ちゃんに育てよう

妊娠中、お母さんにはできるだけストレスを感じないように過ごすことが最良の胎教だといいましたが、そのためのメンタル面のサポートをすることが私たち医療にたずさわる者のつとめだと思います。

しかし、ストレスをゼロにすることはできません。

お母さん自身がストレスに負けない健康な体と精神をつくることも重要です。それがひいては、ストレスに強い赤ちゃんをつくることにつながります。

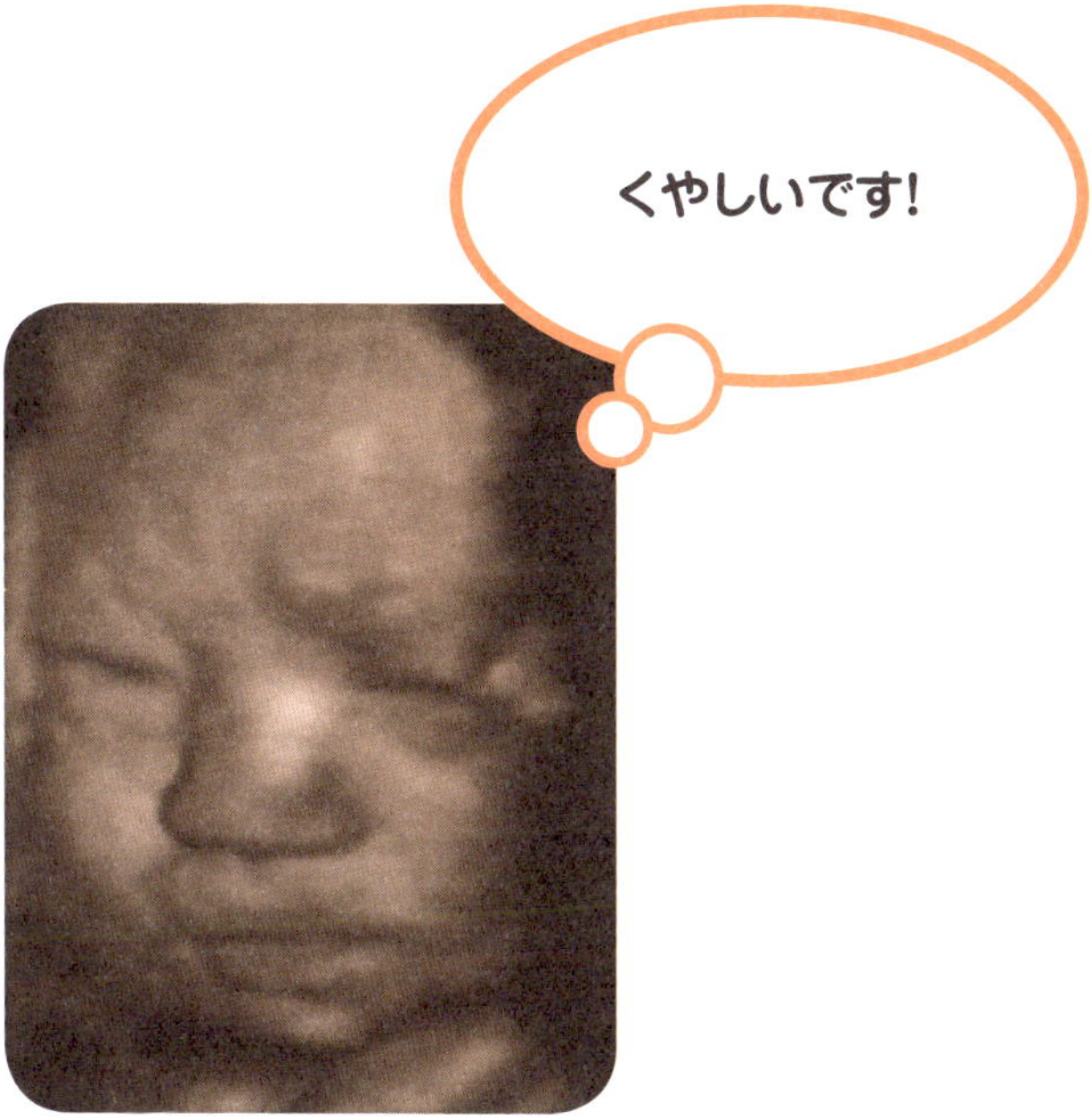

4Dエコーで見られる赤ちゃんのしかめっ面や、唇をかむ動作などは、赤ちゃんが世に出てからたくましく生きていくための準備なのでしょう。

あくびをする

お腹の赤ちゃんは、なぜあくびをするのか

お腹の赤ちゃんは、よくあくびをします。小さな口をめいっぱい開けて、いかにも気持ちよさそうにあくびをします。

赤ちゃんは羊水の中にいますから、あくびをしたとき、羊水をいっぱい吸い込んでいます。「赤ちゃんが羊水を飲んでも大丈夫かしら」と心配するお母さんがいますが、飲んでも大丈夫です。お腹の中にいるときの赤ちゃんの肺は、肺胞液という液体で満たされています。羊水で満たされているのと同じなのです。肺には空気が入っていませんから、羊水が肺に入っても、それで窒息するようなことはないのです。

それならば、赤ちゃんはどうやって呼吸しているのかと疑問に思う方もいらっしゃるでしょう。実は赤ちゃんは自分では呼吸していません。臍帯《さいたい》、つまりへその緒の先にある胎盤から、お母さんの血液を通して酸素をもらっています。そして、赤ちゃんから出る二酸化炭素は、同じく胎盤を通してお母さんの血液に返しています。ですから、お腹の赤ちゃんは、呼吸をしなくても生きていけるのです。

では、呼吸もしていない赤ちゃんが、なぜあくびをするのでしょうか。

お腹の中のあくびの意味は?

あくびは、眠たいときなどに反射的に起こる、大きく口を開けて深く息を吸う「呼吸様動作」といわれています。一般的に、あくびが出るのは、眠たい

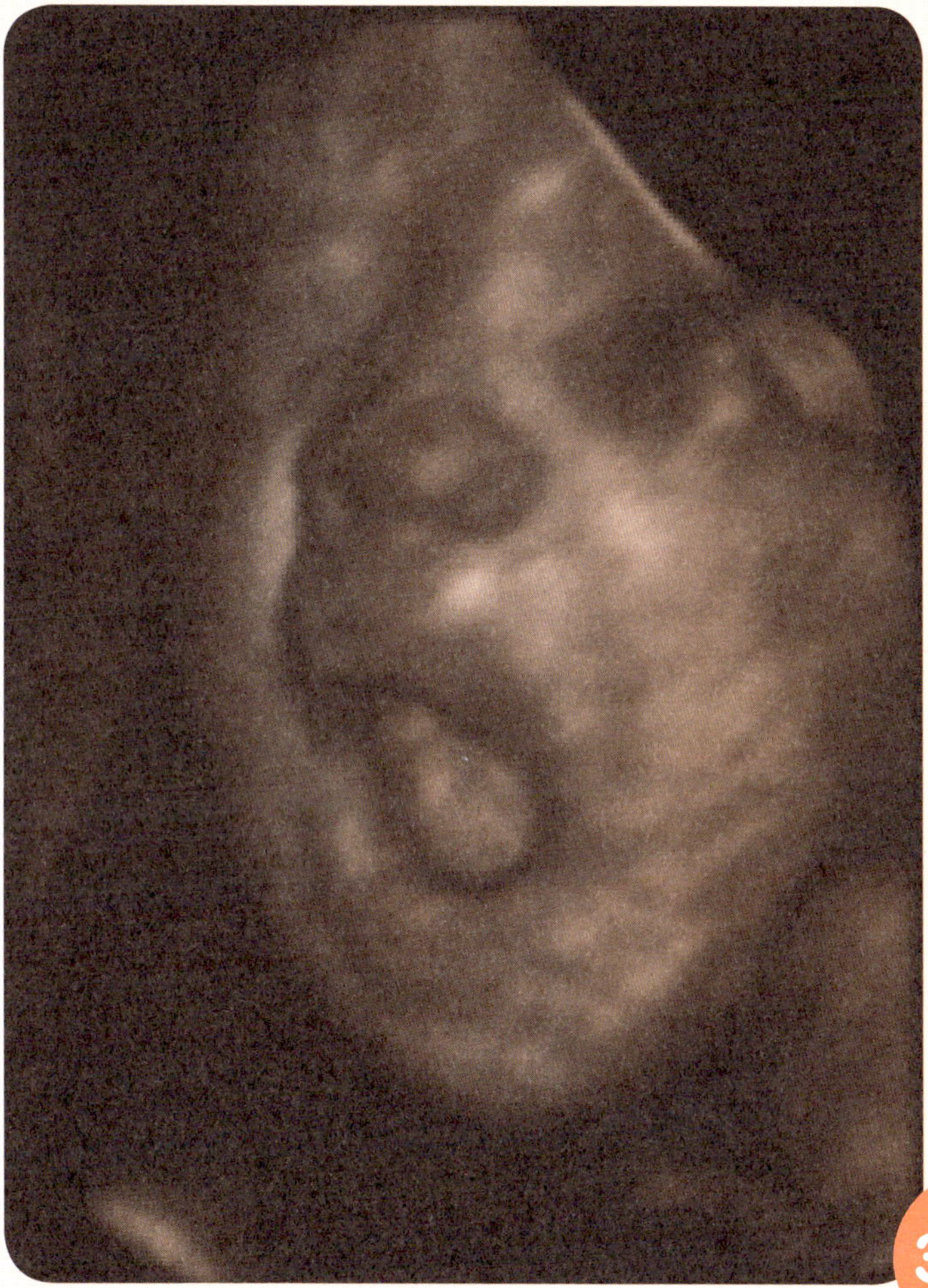

31週

眠いのかな？
小さな口をいっぱいに開けて
あくびをしています

お腹の中の赤ちゃんをのぞくと、よくあくびをしています。赤ちゃんは20分ごとに寝たり、起きたしていますが、寝起きや寝る前にあくびをすることが多いようです。お腹の赤ちゃんはお母さんから酸素をもらっているので肺呼吸はしていませんが、ちゃんと横隔膜を動かしてあくびをします。

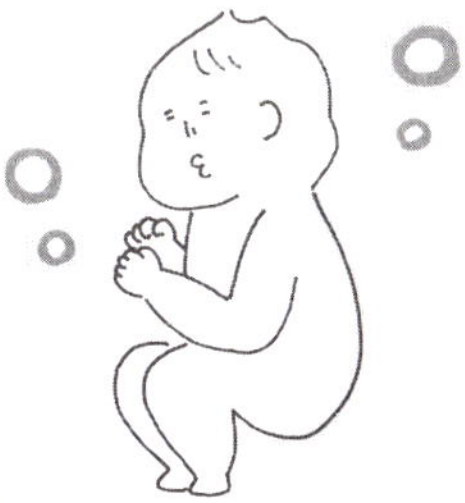

とき、過度に疲れているとき、退屈なとき、極度の緊張状態、寝起きのようなときです。

あくびをするのはヒトだけでなく、犬や猫、馬などの動物たちもします。あくびは哺乳類以外にも、爬虫類、鳥類などにも起こることが知られており、発生学的に古い行動だと考えられています。

じつは、なぜあくびをするのか、あくびが発生する原因や生物学的意義は、現時点ではよくわかっていません。これまでにも、肺での酸素と二酸化炭素交換を高める、顔面のストレッチをする、内耳の圧力を外気と調整する（飛行機に乗って耳がキーンと痛むようなとき、あくびをすると治るというのがこれです）などの仮説が提案されています。

より最近の学説としては、あくびは体温の調節に使われる、という説もあります。あくびは脳の温度を調節する働きがあるかもしれない、という研究者もいます。

お腹の赤ちゃんの場合は、空気の代わりに羊水を吸い込んでいるので、肺での酸素と二酸化炭素交換を高める、内耳の圧力を外気と調整する、体温の調整に使われるということはないわけです。そういう意味では、お腹の中の赤ちゃんにとっては、あくびは必要のない動きになります。

それにもかかわらず、お腹の赤ちゃんはあくびをします。なぜなのでしょうか。

赤ちゃんも、疲れるとあくびをする!?

お腹の赤ちゃんは20分ごとに寝たり起きたりしていますが、4Dエコーで赤ちゃんを見ていると、寝始めのころと寝起きのころに、よくあくびをしています。「眠たいなあ」「あーあ、よく寝た」という具合にあくびをしているようです。また、退屈なときのあくびも十分にありえるでしょう。

また、大人の場合、極度の緊張状態であくびが出ることがありますが、お腹の赤ちゃんではどうでしょうか。赤ちゃん自身が緊張状態になることはあまり考えられませんが、お母さんが緊張しているときは、交感神経の働きが支配的になり、アドレナリンなどのホルモンがさかんに分泌されています。そのホルモンが赤ちゃんにも届いて、赤ちゃんも緊張状態になることはあるでしょうから、緊張のあくびの可能性はあります。

また、過度に疲れるということは、お腹の赤ちゃんとは関係ないように思えます。しかし、小さな子どもを見ているとわかりますが、遊びまわって疲れると、そのまま眠ってしまいます。お腹の赤ちゃんも、起きているあいだは、しきりに動いています。

胎児期は、成長がひじょうに盛んな時期です。生まれたらすぐに外の世界で生きていくために必要な動きができるように、しっかりと準備しておく必要もあります。ですから、お腹の赤ちゃんも、眠るまえは疲れきっていてあくびが出るのかもしれません。

あくびのときは、ちゃんと手で隠します

お腹の赤ちゃんがあくびをするとき、まるで肺で呼吸するかのように、横隔膜を上下に動かします。

あくびも大きな深呼吸と考えると、呼吸をしていないお腹の赤ちゃんにはまったく必要のない動きといえます。

それでは、赤ちゃんのあくびはムダな動きなのかというと、そうではありません。生まれたら、呼吸のように生きていくためにすぐに必要となる動きを今のうちに練習しておかなければなりません。練習していないと、いざ本番のときにその動きができません。ですから、赤ちゃんは生まれてからのしぐさを全部お腹の中にいるときにしているのです。

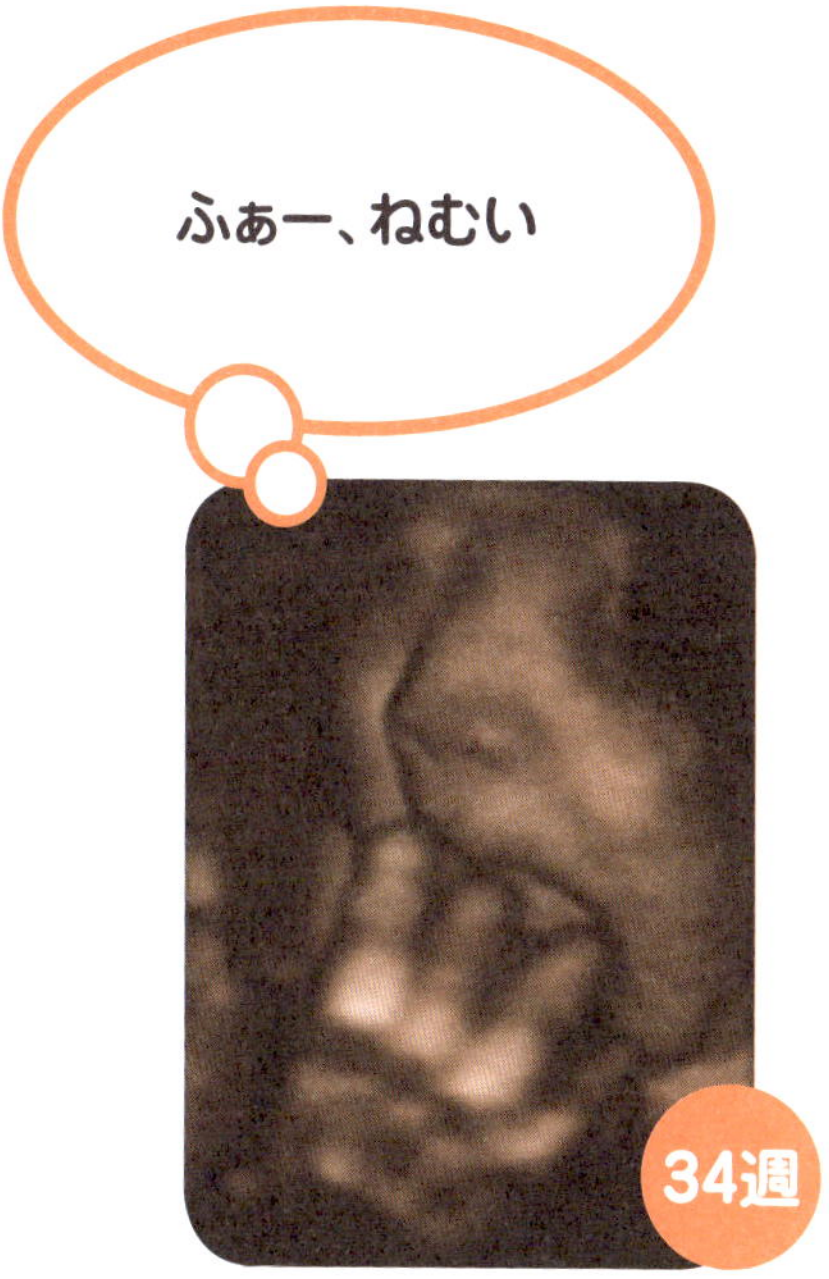

指をしゃぶる

なぜ、赤ちゃんは指をしゃぶるの?

新聞の育児相談などで、「うちの子は指しゃぶりをやめないのですが、どうしたらいいでしょうか」という質問をよく見かけます。指しゃぶりは、心理的に何か満たされないものがあるからではないか、と心配する人もいるようですが、子どもは指しゃぶりをするものですから、そのほとんどは放っておいてもよいものです。

お腹の中の赤ちゃんも、ご覧のように、よく指しゃぶりをしています。指しゃぶりをするのは、手の指だけではありません。なんと、足の指までしゃぶるのです。なぜ、お腹の中にいるときから、赤ちゃんは指しゃぶりをするのでしょうか。

指しゃぶりは、おっぱいを吸う練習

指しゃぶりは、お腹の赤ちゃんにとって、お母さんのおっぱいを吸う練習になっています。

生まれた赤ちゃんは、お母さんのおっぱいを吸う動作で必要な栄養をとり、成長していきます。赤ちゃんにとってお母さんの乳首から母乳を吸い出すことは、かなりの努力が必要です。吸う動作自体が、複雑な筋肉の動きを必要としますし、強い力で吸わないと、母乳は出てきてくれません。

ですから、最初はなかなかうまく吸えないことがあります。こういうときは、お母さんも不安になって緊張します。赤ちゃんも、うまく吸えないので泣きだしてしまい、ますますお母さんが緊張して、悪循環になってしまうこともあります。しかし、そう

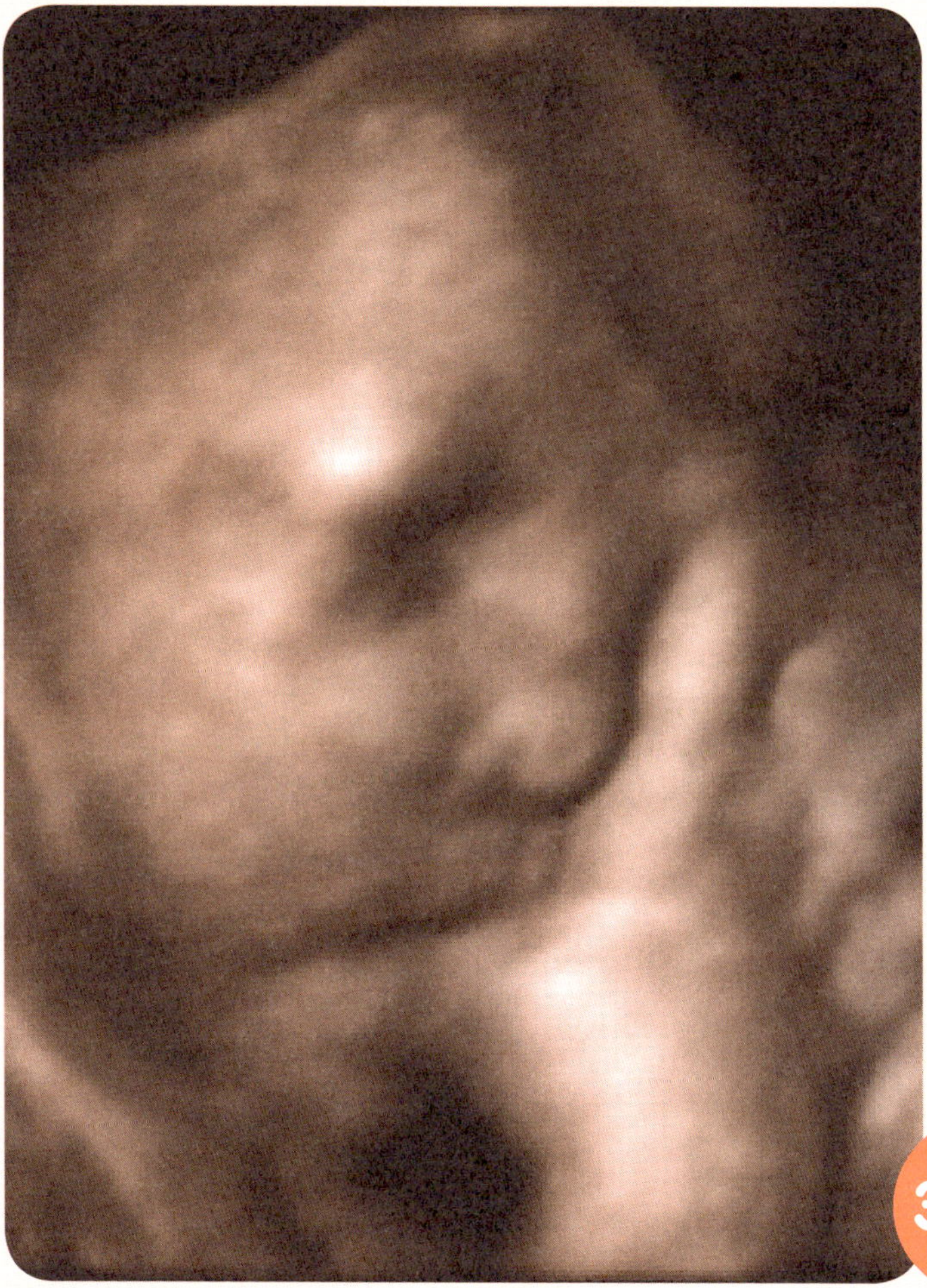

36週

指しゃぶりをしています
お母さんのおっぱいを
吸うためのレッスンです

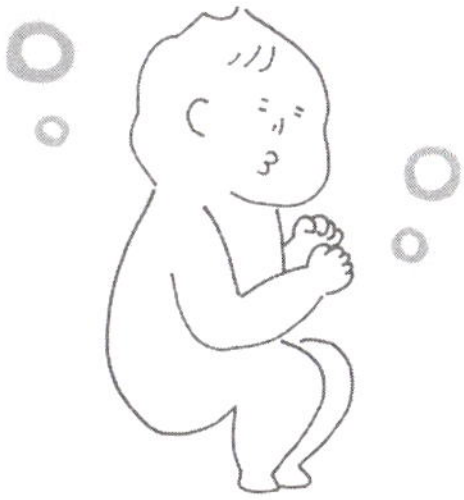

生まれたばかりの赤ちゃんにとっては、お母さんのおっぱいを吸うのもひと仕事。生まれてから上手に吸えるように、今のうちに指で練習しています。指しゃぶりをする手は、赤ちゃんの利き手であることが多いみたいですよ。この子は右利きでしょうか。

いうときでも、母乳をあげることを簡単にあきらめないようにしてほしいのです。

うまく飲んでもらえなくて哺乳瓶に頼ってしまうと、赤ちゃんにとってはそっちのほうが楽なので、ますますおっぱいに吸いつかなくなってしまいます。なにしろ哺乳瓶は力を入れて吸わなくても、大きな穴からミルクが出てくるのですから、赤ちゃんは努力しなくてもお腹がいっぱいになるのです。努力が不要で楽にできることなら、そのほうがいいと努力を放棄してしまうのは、大人も生まれたての赤ちゃんも同じなのです。

ですから、母乳育児は最初が肝心です。また、赤ちゃんは、おっぱいを飲むことで、あごやその周囲の筋肉をより発達させることができるのです。そのための練習が、お腹の中での指しゃぶりなのです。

母乳の味は、飲んでいるうちに変わる

母乳で赤ちゃんを育てることには、お母さんにとっても、赤ちゃんにとってもさまざまなメリットがあります。その一部をご紹介すると、はじめに出てくる母乳を初乳《しょにゅう》といいますが、初乳にはお母さんが持っている免疫グロブリンという抗体が含まれています。これによって、赤ちゃんは細菌やウイルスの感染から身を守ることができるのです。

また母乳には、脳の発達に不可欠な長鎖多価不飽和脂肪酸やタウリン、成長因子などの物質が含まれています。これらは人工乳には含まれていないため、母乳で育てられた赤ちゃんは、人工乳で育てられた赤ちゃんより知能面で優れているという研究成果がいくつか報告されています。ただし、これはそのまま鵜呑みにすることはできませんが、少なくとも、人工乳で育てられた赤ちゃんのほうが母乳より知能がよかったという報告が皆無であることから、母乳で育てたほうが、知能・認知能力が高まる可能性があるといえます。

また、母乳は飲み始めのときはさらさらしていて、飲みやすい味になっています。この母乳の味はだん

だん変わっていって、最後は脂肪分が増えてしつこい味になります。そうすると、赤ちゃんも飲むのをやめます。

これに対して、人工乳はいつまでも味が変わらず、しかもあまり努力しなくても飲めるので、赤ちゃんはいつまでもだらだらと飲んでしまいやすくなります。どちらかというと、メタボの赤ちゃんになりやすいのです。

指しゃぶりと利き手の関係

赤ちゃんは、匂いにとても敏感です。自分のお母さんの初乳の匂いと、他人のお母さんの初乳の匂いとをしっかりかぎ分けます。お母さんの母乳を飲むときは、お母さんの肌に直接触れることになります。

お母さんの肌の匂いと、ぬくもりと、息づかいと、心臓の鼓動に包まれることになります。その状態はまるで子宮の中にいるような感覚で、とても安心できる状態です。最大のスキンシップになります。

ですから、お母さんのおっぱいを吸うために、赤ちゃんはお腹の中にいるときから、指しゃぶりをして備えている、ということになります。

生まれてからも、お母さんのおっぱいがないときは、自分の指をしゃぶることで安心し、リラックスしています。また指しゃぶりをしていると、寝ているときも鼻呼吸をするので、鼻呼吸を確立するためにも必要なことです。

不思議なことに、わが家の子どもたちを見ると、吸っている指がそれぞれの子でちがっていました。親指を吸う子、人さし指を吸う子、中指と薬指を吸う子。しかし、全員、右手の指をしゃぶっていました。うちの子たちはみな右利きです。

お腹の中の赤ちゃんを見ていると、指しゃぶりをしている手は右がほとんどです。おそらく、利き手の指をしゃぶっていると考えられます。

目をパチパチする

まばたきは、目を開ける練習

お腹の赤ちゃんは、ときどき目をパチパチさせて、まばたきをしています。

というと、「お腹の赤ちゃんは、起きているときは目を開けているのですか」と聞かれることがあります。しかし、赤ちゃんは起きているときでも、ほとんど目を閉じています。

そうすると今度は、「お腹の赤ちゃんは、目が見えないのですか」と聞かれます。おそらく目は見えると思います。

以前は、生まれたばかりの新生児は目が見えない、つまり視覚はまだ発達していないと思われていました。しかし、さまざまな研究によって、今では、生まれたばかりの赤ちゃんでも目が見えることがわかっています。もちろん、視力はまだそれほど発達していませんが、見えていることはたしかです。

ですから、お腹の赤ちゃんも、ある程度は見えると思いますが、子宮の中はほとんど真っ暗な世界なので、目を開けていても、直接見えるものはあまりないでしょう。

その赤ちゃんがまばたきをするのは、まぶたを開ける練習をしておかないと、生まれてから目を開けることができなくなるので、これもまた、生まれるまえの〝準備運動〟だと思われるのです。

お腹の赤ちゃんの〝見る能力〟とは

3～4歳児は「胎内記憶」といってお母さんのお腹の中での記憶を持っていて、それを話してくれる

31週

寝ていたと思ったら…
目をパチッと開けました!
赤ちゃんには
何が見えるのでしょうか

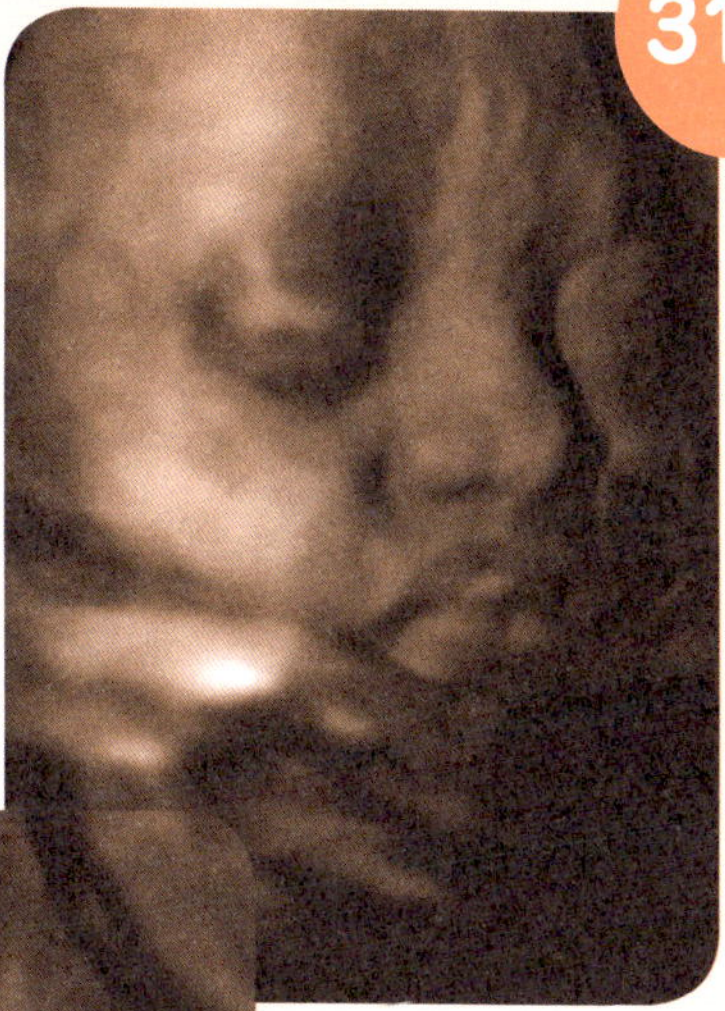

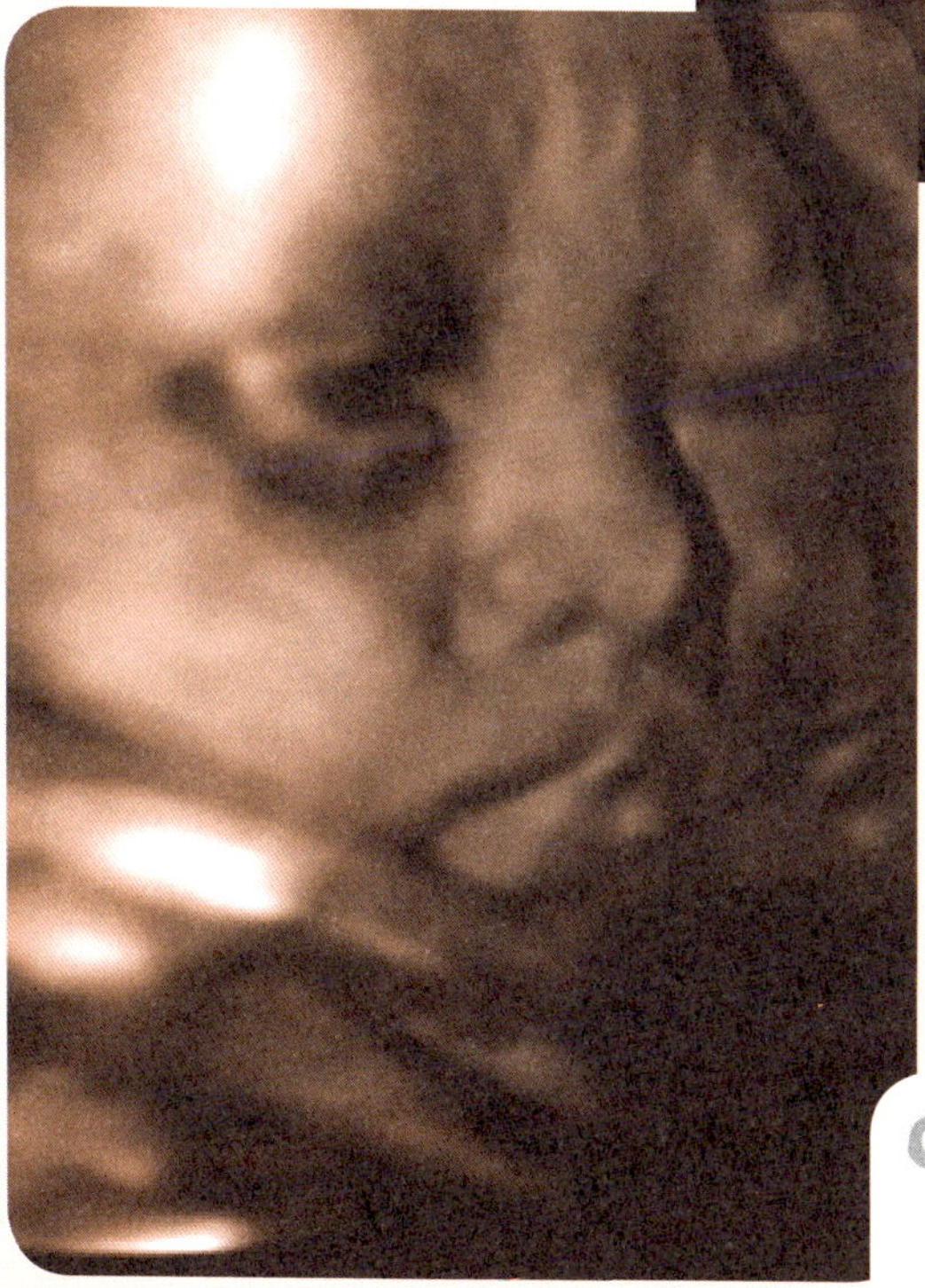

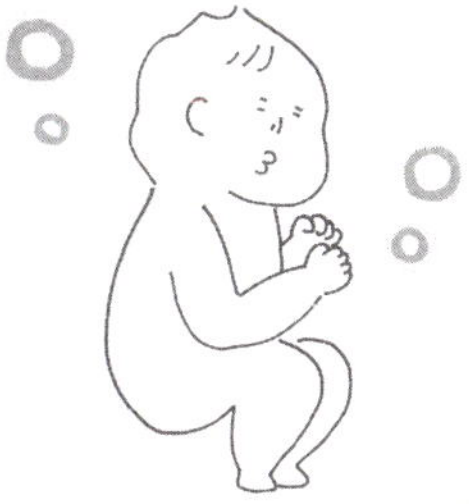

お腹の中の赤ちゃんも目が見えると思われます。でもお母さんのお腹の中は真っ暗なので、いろんなものを自分の目で見るのは生まれてから。ただ、3歳ぐらいになってから「お腹の中は真っ暗だった」「ピンク色だったよ」と話してくれる子もいます。お腹の中の赤ちゃんには何が見えるのでしょうね。

ことがあります。

たとえば、「お腹の中はピンクっぽい色だった」とか「暗かった」などと表現することがあります。そう見えていたのだろうな、となんとなく納得できるものがあります。

また、出産時の記憶として、「生まれたとき、ピカッとした」という子がいます。おそらく生まれたとき、ライトの光を見たのでしょう。

しかし、お腹の赤ちゃんの〝見る能力〟に関しては、不思議としかいいようのないこともあるのです。

あるお母さんの話では、子どもといっしょにテレビを見ていたところ、その子を妊娠中に行ったことのある長野県の有名なおそば屋さんが紹介され、子どもが「ここに行ったことがある」と話したというケースがありました。

また、別のお母さんによれば、たまたま、テレビであるレストランが紹介されていたとき、子どもが「ぼくはこのレストランに行ったことがあるよ。そのときお母さんが食べていたものも覚えているよ」と、食べていたもののことを話したそうです。実際、その子を妊娠中に、お母さんはそのレストランに行って食事をしたことがあったそうです。

その後は、そのレストランに行くことはありませんでしたから、その子が話してくれたことは、お腹にいたときのことを話しているとしか考えられないとのことでした。そのときにお母さんが食べたものもちゃんと言い当てているので、あとから想像したということでは説明できません。

赤ちゃんはどうやって外の世界を見ているのか

お腹の中にいた赤ちゃんが、なぜお母さんが行ったおそば屋さんやレストランを覚えていたのでしょうか。テレビの画面に映った建物や店内の光景を見て、「ここに行ったことがある」というのですから、お腹の中にいても、外の世界が見えていたとしか言いようがありません。
胎内記憶として「おへその穴からパパを見ていた」

「おへそから外が見えた」という子どももいます。

ほんとうにおへそから外の世界を見ていたかどうかはわかりませんが、どうやらお腹の赤ちゃんには、外の世界が見えるようなのです。

これは、私たちに備わっている通常の視覚ではちょっと考えられないことです。もし大人が子宮の内部でいくら目を見開いても、暗く感じるだけで、まして子宮の壁や、その外側にある皮下脂肪や皮膚の組織を通して、外の世界を見るなどということはまず考えられないでしょう。

ということは、お腹の赤ちゃんは視覚以外のなんらかの感覚で外の世界を見ることができる、ということになります。

こんなことを言うと、「非科学的だ」と非難の大合唱を受けそうですが、直接、お母さんがたから幼児の胎内記憶の話をうかがっている私としては、そう考えざるをえないのです。

実際、胎児にはカエルなどの両生類のように水かきがある時期があります。ヒトにとっては不要なこの水かきはやがて失われますが、同じように胎内にいるときには備えていて、生まれてから失われる能力もあるのかもしれません。

お腹の中でまばたきをしながら、赤ちゃんは何を見ているのでしょうか。

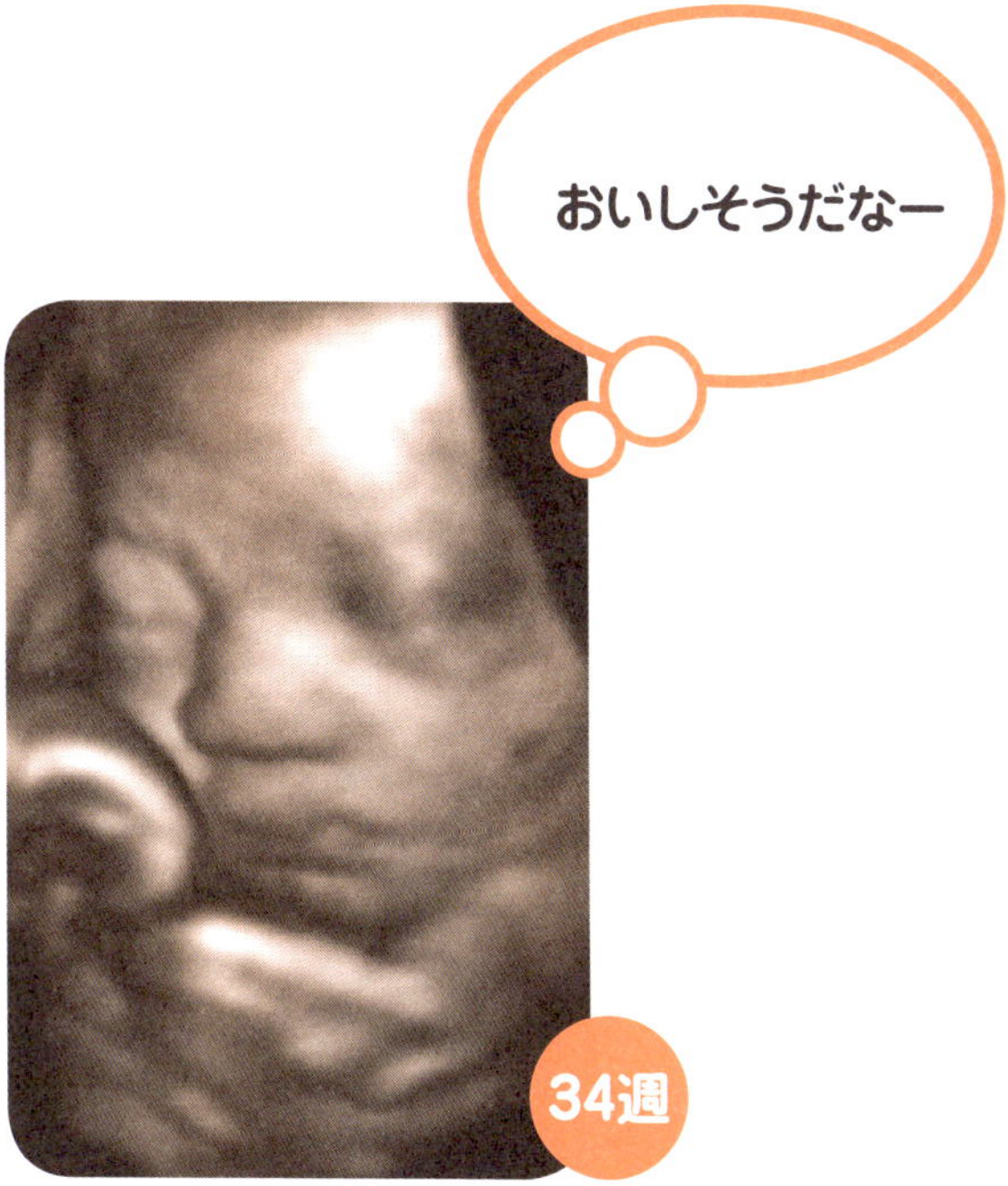

舌を出す

舌で、さまざまな感触を確かめる

4Dエコーで見ていると、赤ちゃんはときどき舌を出します。大胆にも、べろっと長い舌を見せてくれる赤ちゃんもいます。

羊水を飲むとき、赤ちゃんは舌も使って、味わうように飲んでいます。また、唇のあいだから、ちょろちょろと舌を出し入れして、味覚を確かめているようです。唇をなめたり、手や足の指をなめたりもします。

舌で味覚と触覚を確かめているのでしょう。

生まれてからも、赤ちゃんにとっては舌はだいじな感覚器官です。赤ちゃんが何でも口に入れて、なめたり、しゃぶったりするので、「わっ、たいへん！」とあわてた体験のあるご両親も多いと思います。赤ちゃんは、舌の感触で、それがどのようなものかを知ろうとしているわけです。

おそらくお腹の赤ちゃんも、舌で自分の体の感触を確かめたり、味などを感じ取っているのでしょう。そうした経験を積んでいれば、つまり学習をしていれば、生まれてからいろいろなものに出会ったとき、舌を使ってそれを調べるのに役立つはずです。

お腹の赤ちゃんは甘味と塩味が好き

お腹の中で、赤ちゃんはどんな味を感じているのでしょうか。

赤ちゃんは羊水を飲みますから、赤ちゃんが感じているのは羊水の味です。羊水は、基本的には海水の組成に近いものです。生命は海から誕生しまし

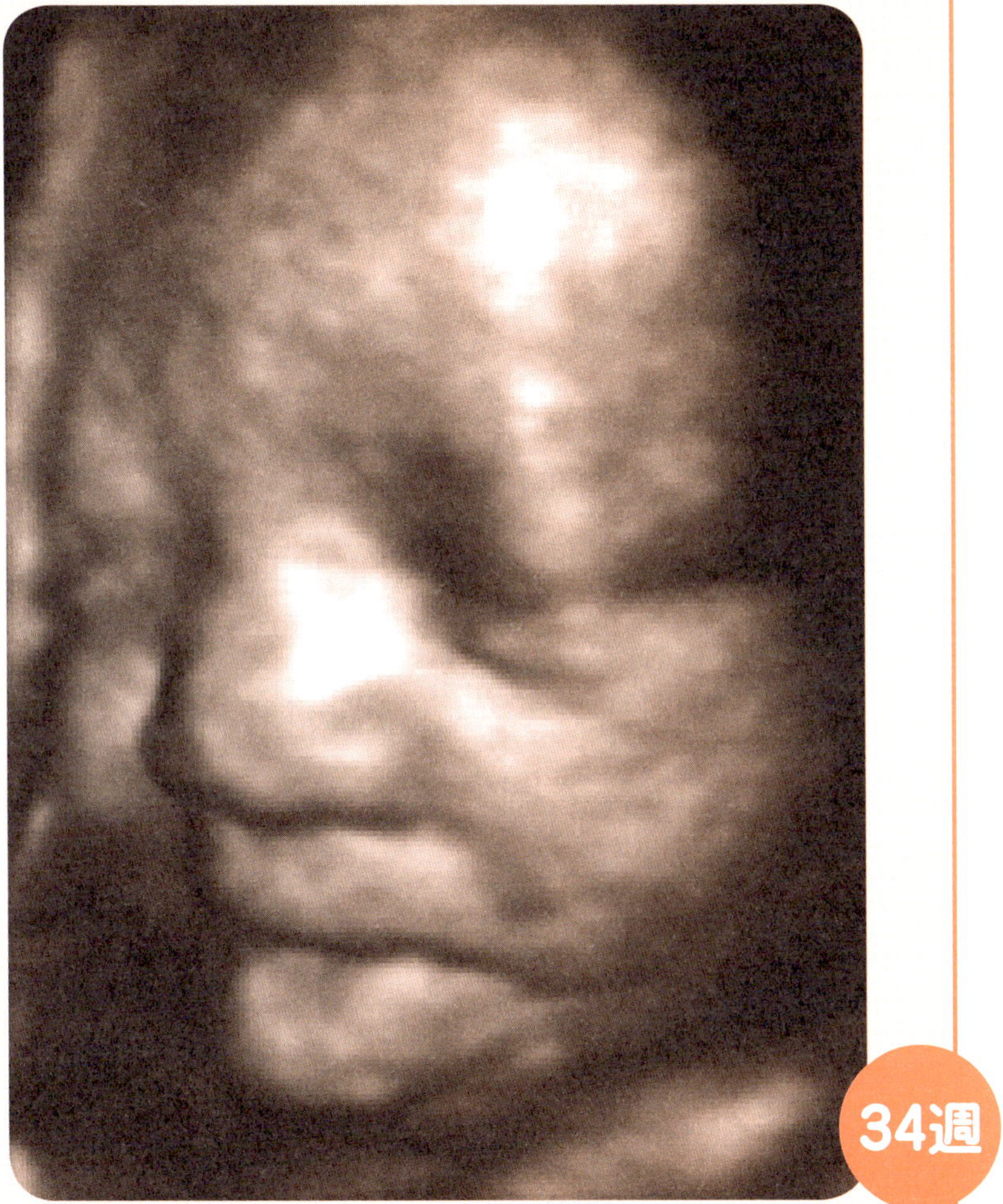

赤ちゃんは舌を出して羊水を味わったり、自分の体をペロペロとなめたりしています

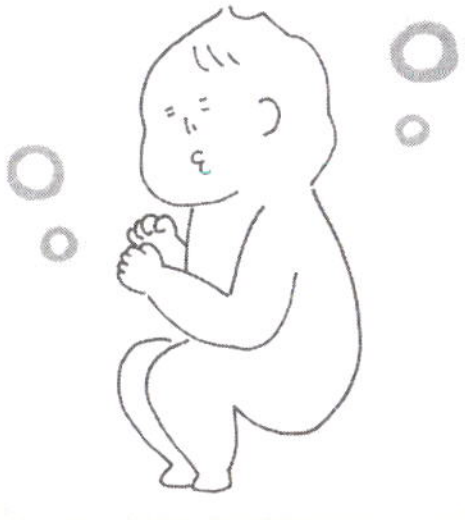

赤ちゃんがべろんと舌を出すときがあります。そして羊水の味を確かめたり、自分の体をなめたりして感触を確かめています。生まれたばかりの赤ちゃんも、何でもなめたり、口に入れたりしていますね。それと同じです。

たが、ヒトの体液も原始の海の組成に近く、今でもヒトは海の中で生きているということができます。同様に、お腹の赤ちゃんは、まさに羊水という海の中で過ごしているのです。この体液や羊水に近い成分で作られているのが、生理的食塩水です。

ですから、羊水の味はうすい塩味です。この塩味を赤ちゃんは味わっていることになります。

生まれてからも、赤ちゃんは塩味が好きですが、もっとも好きなのは甘味です。

赤ちゃんの味覚をテストしたとき、どのような反応をするかを観察したところ、砂糖水を舌にたらすと、「赤ちゃんはゆっくりとモナリザのようなゆったりした微笑を浮かべ、『うれしそうに大きな音をたてて』吸うしぐさをした」そうです。(『赤ちゃんには世界がどう見えるか』ダフニ・マウラ、チャールズ・マウラ著・吉田利子訳・草思社)

赤ちゃんは甘党ですが、苦味や酸味は苦手です。そもそも苦味や酸味は、経験や訓練で食べることができるようになる味覚です。これらの味は、もともと危険物質としてとらえて、赤ちゃんも本能的に避けているのです。動物がこの二つの味を避けるのも、そのせいです。

1930年代にドイツのフランクフルト大学のデスノという医師が、羊水過多の女性たちの羊水に人工甘味料のサッカリンを注入する試みをしたことがあります。

羊水を甘くすると、胎児が余分な羊水を飲んでくれて、羊水過多が解消されるのではないかと考えたのです。実際、羊水を甘くすると、胎児の羊水を飲む量が増え、一時的に羊水が減りました。

しかし、この方法は、羊水過多の治療には適さないことがわかったそうです。その理由の一つとして、強い甘味に赤ちゃんが飽きてしまうことがあげられたそうです。

昔の実験ですから、サッカリンを羊水に注入するなどという、今では考えられない方法をとっていますが、これによって、お腹の赤ちゃんも甘党だということがわかったのです。

赤ちゃんも、味にはうるさい

赤ちゃんが生まれてからはじめて出会う味は、お母さんのおっぱいです。生まれると、まずはお母さんの乳首を吸って初乳を味わいます。母乳は、はじめはさらさらとしていてとても飲みやすく、ほのかに甘い味をしています。お母さんの匂いをかぎながら、赤ちゃんは、この母乳を味わっているわけです。

ちなみに、味覚と嗅覚《きゅうかく》は密接な関わりがあります。ヒトは食べ物や飲み物を味わってとりますが、味わっているのは舌だけではありません。

たとえば、鼻をつまんでリンゴを食べると、まるでジャガイモを食べているような感じがします。嗅覚に障害を生じると、それだけ味気ない生活になってしまうのです。味オンチというのは、味覚ではなく、嗅覚に左右されるのです。

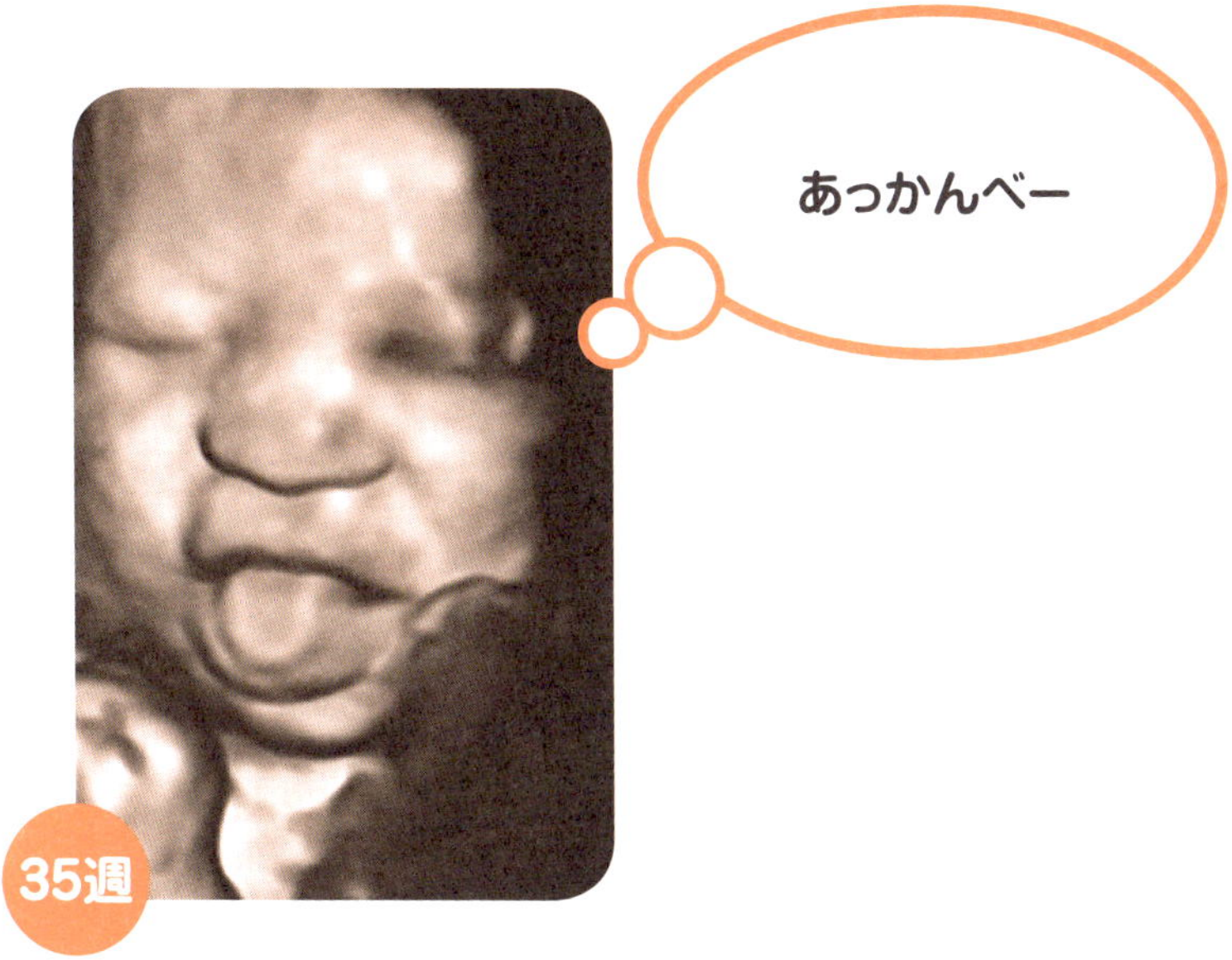

ごくんと飲み込む

羊水を飲むのは、おっぱいを飲む練習

赤ちゃんは羊水を飲んでいます。4Dエコーで見ているると、ごっくんと飲んでいることがわかります。この飲む動作を「嚥下《えんげ》」といいます。口の中の食べ物や飲み物を飲みくだすことです。

赤ちゃんが羊水を飲むのは、べつにのどが渇いているからではないでしょう。また、栄養をとるためでもありません。赤ちゃんは、お母さんから、へその緒を通じて栄養をもらっていますから、口から栄養をとる必要はありません。それに、お腹の中には、当然のことながら、食べ物もありません。

羊水を飲むのは、おっぱいを飲むときのための練習をしているのです。

また、ごっくんと飲んだ羊水は、胃から腸にいきますが、腸管もちゃんとぜん動運動をしています。

羊水を飲めば、大人が水分をとったときと同様に、必要な水分が胃腸から吸収され、余分な水分は排泄されます。ですから、お腹の赤ちゃんは、後ほど4Dエコーで撮影したものをお見せしますが、おしっこもしています。

羊水を飲むことによって、胃腸などの消化器官や排泄器官も働きます。いってみれば、外に出たときからすぐに、これらの器官がちゃんと働いてくれ、生きていくのに困らないように、リハーサルをしているわけです。

羊水には、赤ちゃんのおしっこも含まれる

羊水の中でおしっこをするということは、羊水に

30週

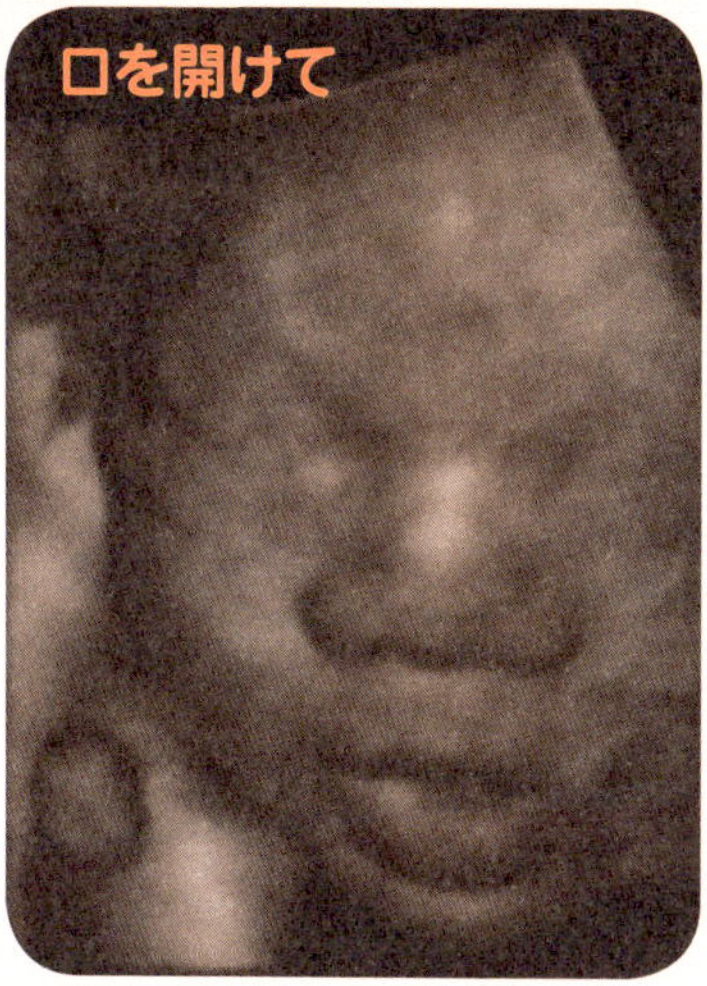

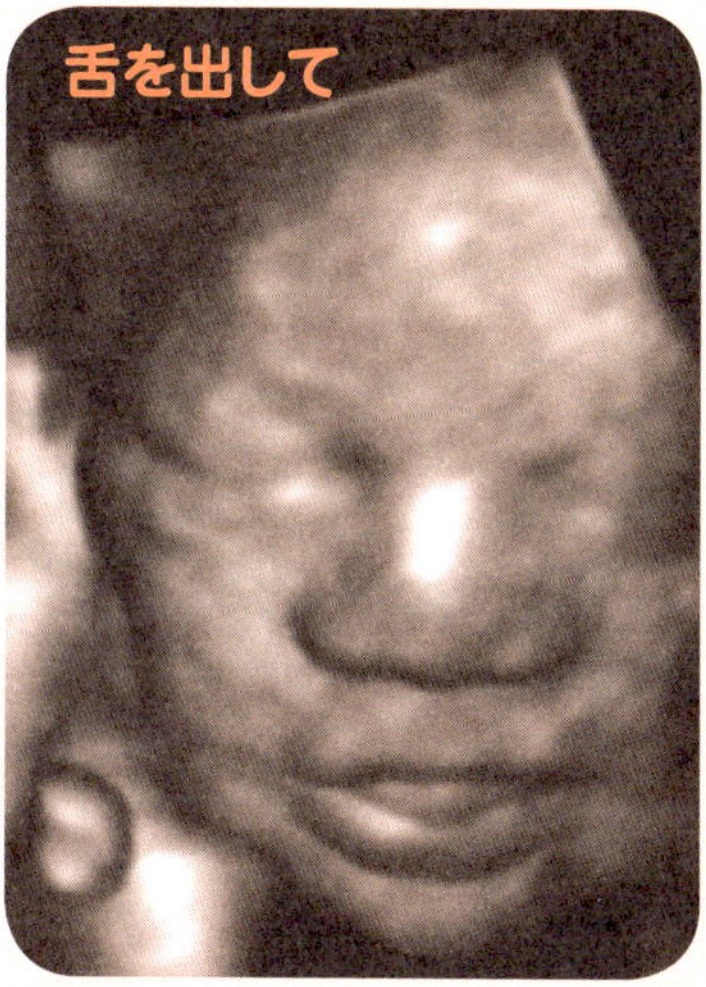

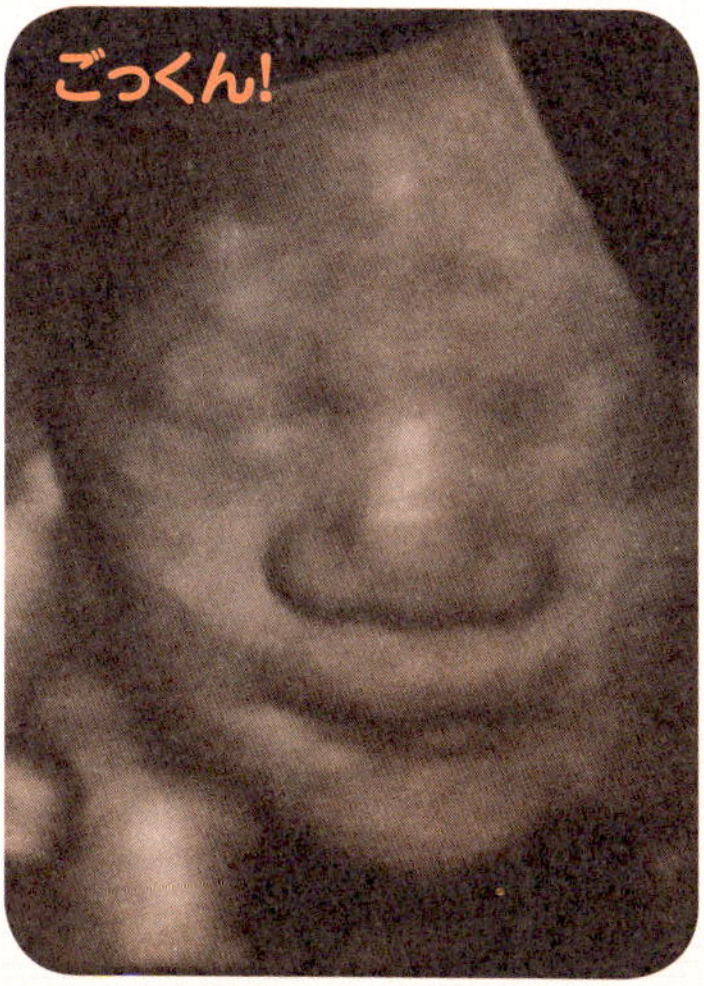

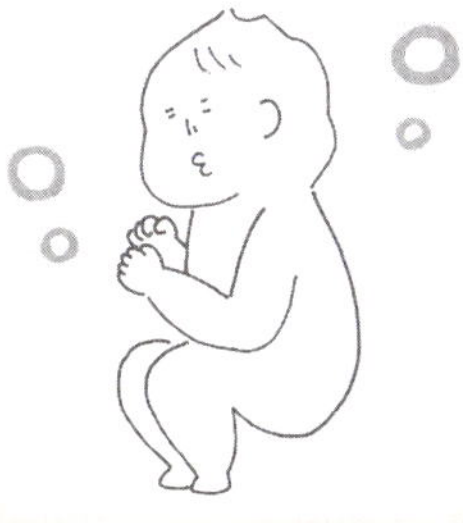

赤ちゃんが飲んでいるのは「羊水」です。じつはこの羊水、赤ちゃんのおしっこも混じっています。でも、赤ちゃんのおしっこはキレイなので大丈夫です。赤ちゃんはこうやって羊水を飲むことで、胃腸や泌尿器を動かしています。

は赤ちゃんのおしっこも含まれていることになります。「おしっこの混じった羊水を飲んでも大丈夫なの」と心配するお母さんがいらっしゃいます。

もちろん、大丈夫です。お腹の赤ちゃんは無菌状態の中にいますから、自分が出したおしっこを飲んでも、なんの問題もありません。

また、お腹の赤ちゃんが嚥下するのは液体の羊水だけで、食べ物はまったくとりませんから、便として羊水に排出するものはありません。ただ、出産時に、赤ちゃんが苦しくて便をしてしまうことがあります。

これを胎便《たいべん》といいます。生まれてからする便とはちがうものです。これは、胎児の腸の粘膜の古くなったもので、やはり無菌性のものです。

赤ちゃんが羊水を飲めないと……

ひじょうにまれですが、お腹の赤ちゃんが、この嚥下ができない場合があります。つまり、羊水が飲めないわけです。そうすると、どうなるのでしょう。羊水の量がなかなか減らないために、羊水過多になってしまいます。

羊水の量は、ふつう妊娠後期で300～400㎖ですが、これが800㎖以上になるのを羊水過多症といいます。逆に少なくなって、100㎖以下を羊水過少といいます。

羊水過多で多いのは妊娠糖尿病、つまり、妊娠によってお母さんが糖尿病を発症するケースです。そうした原因が見当たらない場合、いちばんはじめに疑う原因が、食道閉鎖という病気です。つまり、消化管のどこかが詰まっていたり(閉塞)、狭くなっていたり(狭窄)すれば、飲んだ羊水が先に進んでくれないので、赤ちゃんはそれ以上は羊水を飲めないことになります。嚥下したくても、できないのです。

ちなみに、前項で、ドイツで試みた羊水過多の妊婦さんの羊水にサッカリンを注入する治療法をご紹介しましたが、羊水が減らなかった妊婦さんが一人だけいました。出産後にわかったのは、その赤ちゃんの食道がふさがっていた、ということだったそうです。

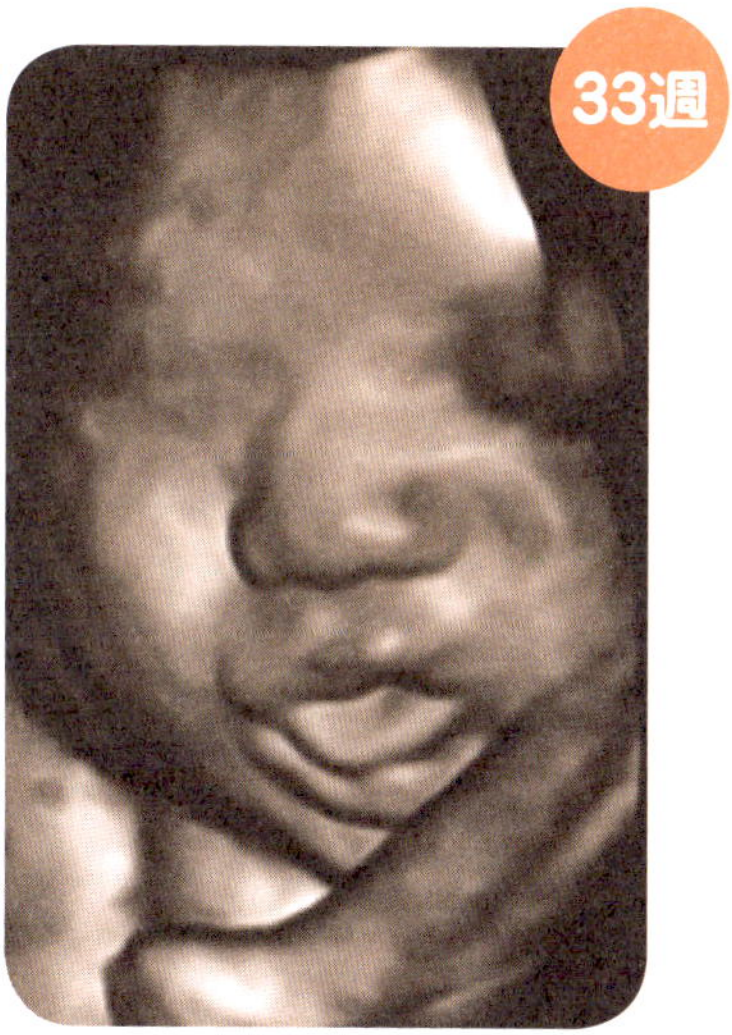

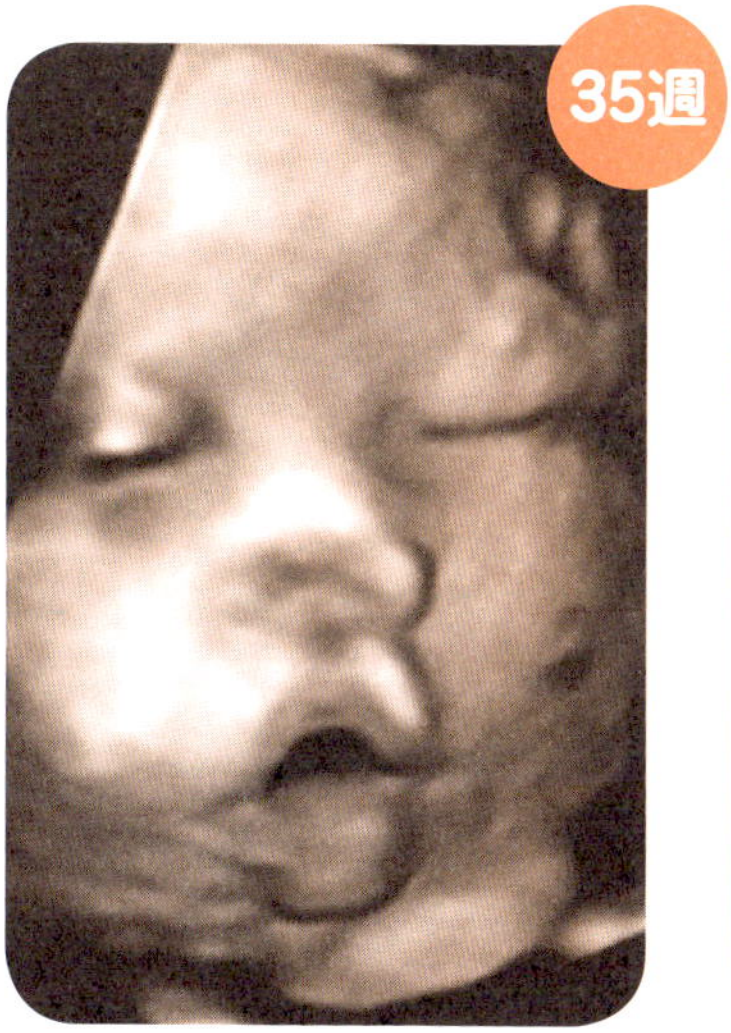

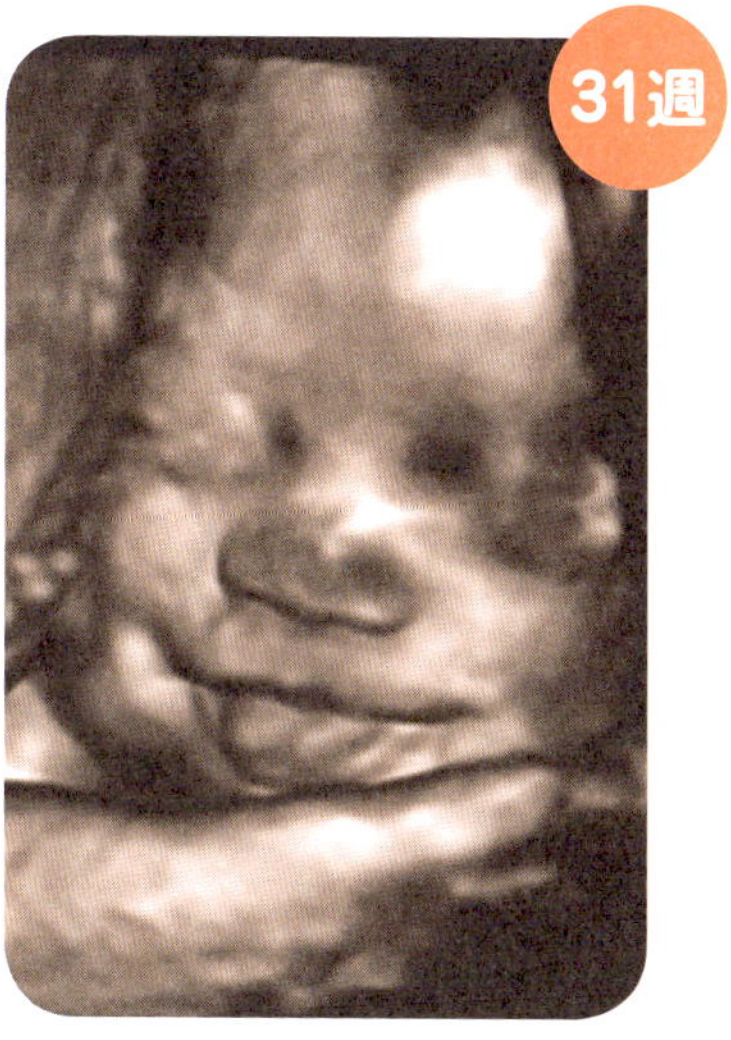

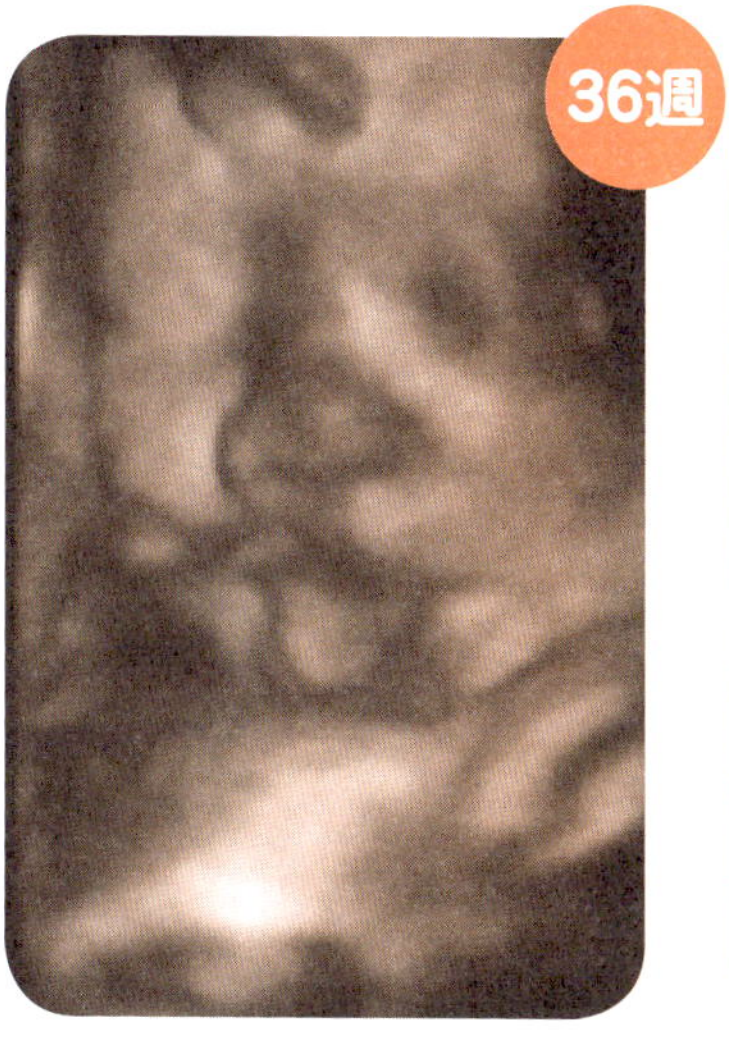

耳のお掃除

お腹の中では、どんな音が聞こえているのか

赤ちゃんが指を耳の穴に入れています。まるで、耳掃除をしているかのようです。そのあたりがかゆかったのか、もしかしたら、すこし聞こえにくかったのかもしれません。

赤ちゃんは、お腹の中でいろいろな音を聞いています。いつも聞こえてくるのは、お母さんの心臓の鼓動、そしてその心臓から送り出される血液がお母さんの血管を流れる音、あるいはお母さんの腸がぐるぐるいう音などです。またお母さんが話す言葉も聞こえてきます。お母さんの周囲の音も聞こえています。

いずれにしても、お腹の中はけっして静かな環境ではありません。外の世界とちがって、たえず音が聞こえてくる世界ですが、赤ちゃんはいろいろな音を聞きながら、やがて外の世界に出ていく日を待っています。

赤ちゃんは、心臓の音に安心するか

生まれたばかりの赤ちゃんに、心臓の鼓動の音を聞かせると、赤ちゃんが安心するという話を聞いたことはありませんか。心臓の音が、お腹の中にいるかのような安心感を与えるということで、赤ちゃんを抱くとき、多くのお母さんは心臓に近い左側に抱いているのも、心臓の音によって赤ちゃんが安心することを無意識のうちに感じ取っているからというわけです。このため、赤ちゃん用に、心臓の音を録音したレコードだかテープが売り出されたこともあ

31週

指が耳に近づいて…

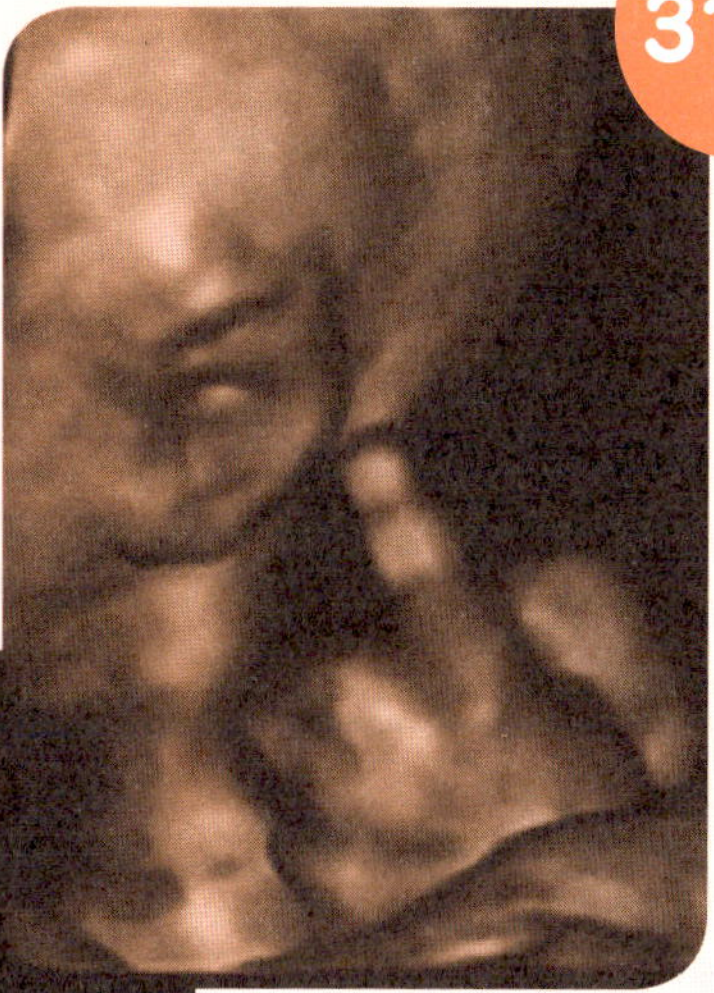

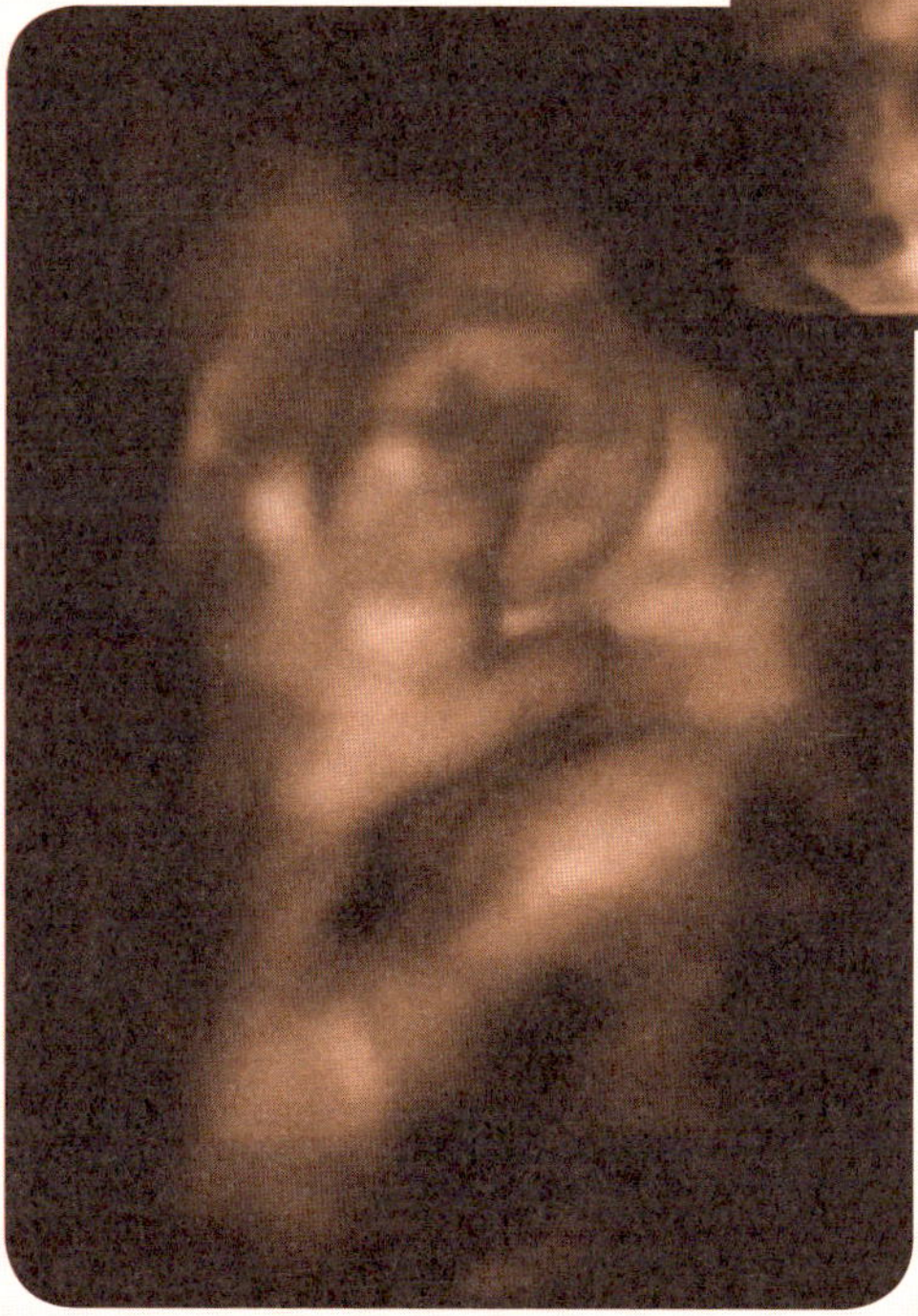

指がすっぽり耳の中に入ってしまいました! 耳掃除でもしているのかな?

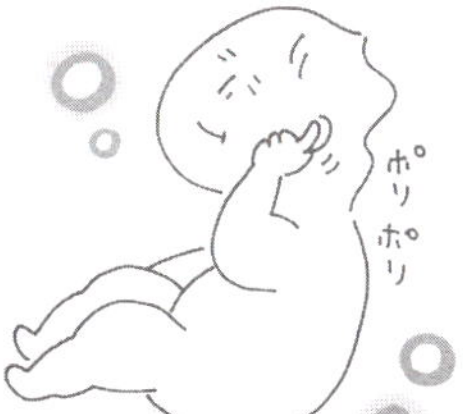

お腹の中は、お母さんの心臓の音が聞こえたり、腸が動く音が聞こえたり、話し声が聞こえてきたり、けっこうにぎやかなようです。ときどき耳に指を入れて、ちゃんと聞こえているかチェックしているのでしょうか。

りました。

その背景には、新生児室に心臓の音を録音したものを流すと、赤ちゃんの泣き声が減り、体重の増加も早いという実験報告がなされたことがありました。じつは、その後、この実験と同じ成果を再現しようとした試みはみな失敗に終わっています。

また、べつに心臓の音でなくても、リズミカルな音は、泣いている赤ちゃんを鎮静する効果があることも確かめられているので、どうやら、心臓の音がとくに赤ちゃんに安心感を与えるということはないようだ、と考えられるようになっています。

むしろ、お腹の中でいつも聞こえているお母さんの心臓の音に赤ちゃんも慣れてしまって、気づいていないかもしれない、と考える人たちもいます。

赤ちゃんは、花火の音も聞いている!?

お母さんに赤ちゃんが音に反応しているかどうか話をうかがってみると、いろいろな答えが返ってきます。たとえば、夏場には、花火の音に反応してよく動くということを何人ものお母さんから聞きました。台所で洗い物をしているときや、お風呂の掃除をしているときによく動くという方もいました。その方は、おそらく水道から流れ出る水の音に反応しているみたいだと感じていらっしゃいました。

ピアノで、あるクラシックの曲を弾くと動きだすという方もいました。小さなお子さんがまわりにいるとよく動くという方もいます。子どもたちの声が赤ちゃんに聞こえるのでしょう。上の子に絵本を読んであげているときや音が出るおもちゃで動く子もいます。

また、お父さんの声で動く子もいます。逆に、お父さんが話しかけたり、お腹をさわると静かになるという方もいらっしゃいます。お腹の中で、赤ちゃんは照れているのでしょうか。

お腹の赤ちゃんは、お母さんの声をいつも聞いているので、生まれてからもお母さんの声はすぐにわかるが、お父さんの声はずっと後になるまでわからない、という説もあります。

いずれにしても、こうした赤ちゃんの反応からしても、お腹の赤ちゃんは外から聞こえてくる音に対して、それを聞いて反応していると思われます。

お腹の赤ちゃんは、音に反応する

お腹の赤ちゃんに音が聞こえているのかどうか、日本の耳鼻科医によって聴覚のテストが行われたことがあります。

その実験では、お母さんには音が聞こえないように、イヤホンで別な音を聞かせておいて、お腹の赤ちゃんに音が届くようにしました。すると、妊娠７カ月までは、胎児に音が聞こえることを示す証拠は見つかりませんでしたが、７カ月目以降には、１２３人の胎児のうち、１１９人の胎児は、音を聞かせると心拍数が多くなったそうです。

この実験で、お母さんには赤ちゃんに聞かせる音が聞こえないようにしたのには理由があります。その音をお母さんが聞いてしまうと、お母さん自身が心理的に反応して、たとえば「うるさいな」と感じてアドレナリンの量が増えたりすると、それが赤ちゃんにも伝わってしまい、お母さんの反応と、赤ちゃん自身の反応との区別がつかなくなってしまうからです。

実験音を聞いたとき、赤ちゃんがどう感じたのかはわかりませんが、心拍数が上がったところをみると、ちょっとびっくりしたのかもしれません。

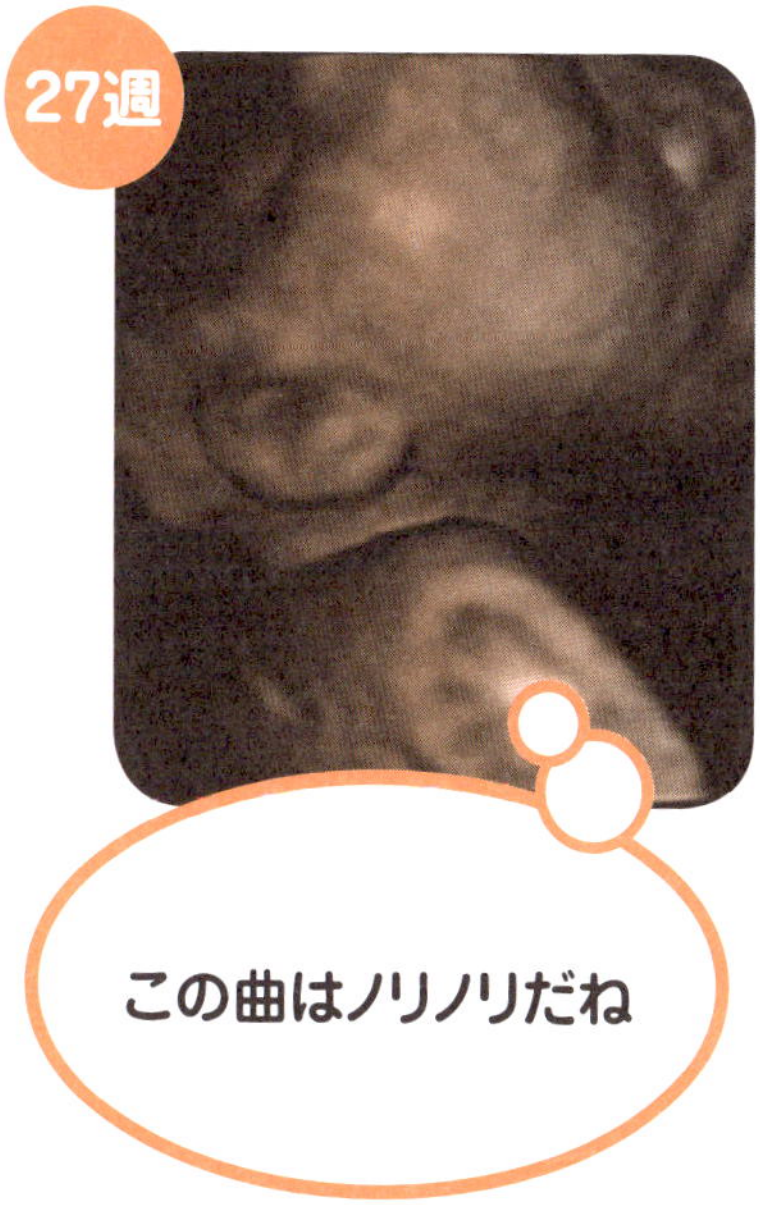

足で遊ぶ・においをかぐ

お腹の赤ちゃんは、嗅覚を働かせている

左のポーズを見てください。赤ちゃんは、自分の足のにおいをかいでいるかのように見えます。お腹の中にいるのですから、べつに足が臭いとかそういうことはありませんが、足を鼻のまえに持ってきて、足のにおいを調べているかのようです。

かりに、赤ちゃんが足の臭いをかいでいたとしても、そう不思議ではありません。視覚、聴覚、嗅覚、触覚、味覚の五感のうち、嗅覚はもっとも早くから活動を始める感覚だからです。

生まれた赤ちゃんは、目や耳よりも早く鼻で、お母さんのおっぱいの匂いを探します。同じ初乳でも、自分のお母さんのおっぱいの匂いをかぎわけることができるのです。

また、生まれて間もない赤ちゃんのベッドの一方にお母さんが立ち、もう一方に別な人が立つと、どちらの側にお母さんが立っても、赤ちゃんはいつもお母さんのほうに顔を向けるという実験報告もありますが、これも匂いでお母さんがわかるのでしょう。ヒトは他の動物にくらべて、嗅覚はかなり退化していますが、それでも赤ちゃんにとって嗅覚はだいじな感覚なのです。

嗅覚は、記憶とも関わっている

お腹の中にいるとき、赤ちゃんは、いったいどんな臭いをかいでいるのでしょうか。

臭いを感じるのは、鼻の中の粘膜（嗅上皮）にある嗅細胞《きゅうさいぼう》ですが、ヒト以外の哺乳類には、もう一つ

28週

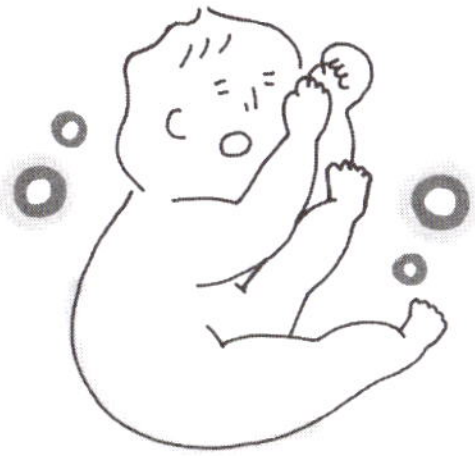

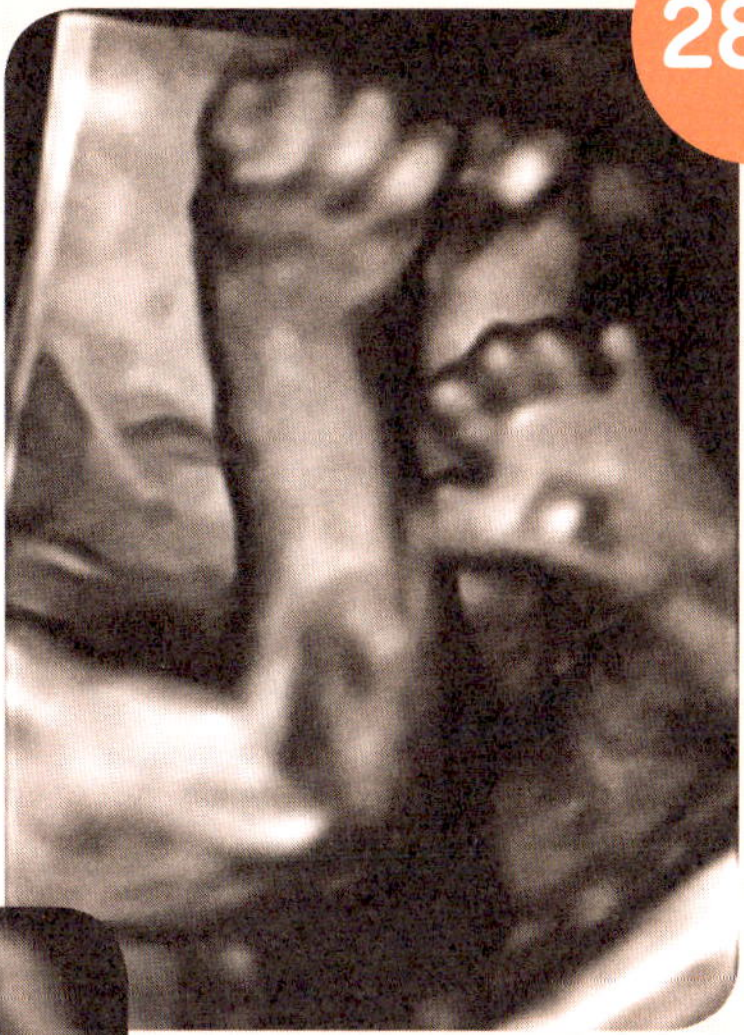

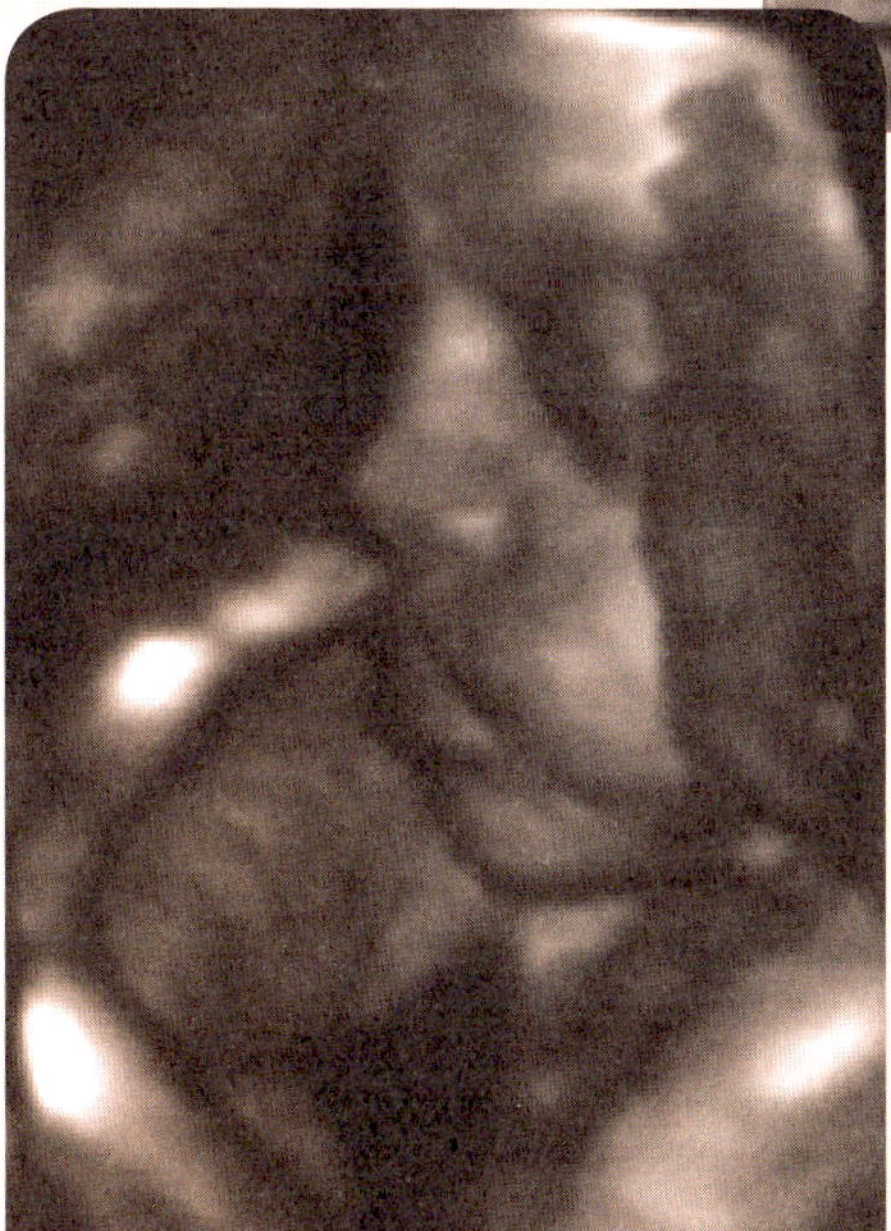

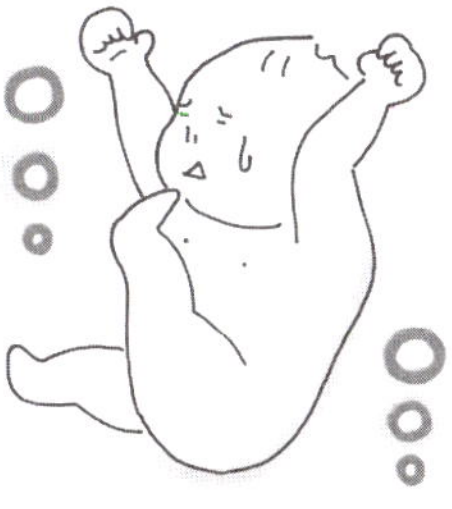

あれれ。足のにおいをかいでるみたい
赤ちゃんの体はとってもやわらかで
いろんなことをして遊んでいます

赤ちゃんの嗅覚はとっても敏感です。生まれてすぐお母さんのにおいや初乳のにおいをかぎ分けることができます。足のにおいをかいだり、足で顔をさわったり、いろんなポーズをとります。

ヤコブソン器官（鋤鼻器《じょびき》）というものがあります。これは鼻にある管状の器官で、ここでも臭いを感じます。これは両生類や爬虫類にもありますが、ここは主としてフェロモンをかぎわけています。

ヒトの場合も、ヤコブソン器官はあるのですが、胎児期に、この器官に接続する神経系が退化してしまいます。神経で脳とつながっていないのですから、器官があっても、働いていないと考えられています。

胎児のあいだは一時期、指と指のあいだに「水かき」があります。個体発生は系統発生をくり返すといわれるように、この水かきは両生類のころの名残りです。しかし、やがては水かきの細胞が死滅して消滅します。このように、一個の受精卵が分裂をくり返しながらヒトになっていく過程で、失われていくものがあるのですが、嗅覚においても同じことがいえるのです。

嗅覚は、脳の奥にある古い本能や、記憶の場所と直接、深くかかわっています。「失われた時を求めて」という小説では、紅茶にひたしたマドレーヌの匂いから幼年時代を思い出すことから物語が始まりますが、ある匂いをかぐと、子どものころのある経験を思い出すという体験のある方も多いのではないでしょうか。

また、初対面の人でも、「なんとなくムシが好かない」とか「ウマが合う」と感じることがあります。こうした感覚は、その相手のことがわかってくるようになっても、「いい人だとわかっているが……」となかなか変わりません。こうしたウマが合う、合わないも無意識のうちに感じている相手の臭いによっている、といわれています。嗅覚は、なかなか奥深い感覚なのです。

お腹の赤ちゃんも、羊水の中で嗅覚を働かせているにちがいありません。

赤ちゃんは、足の指も自由に動かせる

４Ｄエコーで見ていて、お腹の赤ちゃんの動きで特徴的なのは、体がとても柔らかいということです。

足をらくらく顔の前まで持ってくることができます。

ですから、足の臭いをかぐだけでなく、足の指をしゃぶったり、足の指で目をこすったり、鼻をかいたりといろいろな動作をします。まことに器用に、足を使っているのです。

また、足の指を手の指を広げるように開くことも簡単にできます。お腹の赤ちゃんは、足をまるで手のように使えるのです。

試しに、はだしになって足の指を広げてみてください。うまく広げることができますか。

現代人の足は、一日の長い時間を靴の中に押し込められて過ごしています。足の指も靴下と靴でほとんど固定されているようなものです。ですから、その足を靴から解放して、足指が自由に動かせるようにしても、足の指はなかなかうまく開いてくれません。第一指（親指）と第二指（人さし指）は、多少は開くでしょうが、そのほかの指となると、むずかしいでしょう。練習をすると開くようになってくるそうですが、足の指を動かすことにかけては、大人よりお腹の赤ちゃんのほうが上だといえるかもしれません。

もっとも大人の場合でも、両手を失ったり、動かせなくなった人が、訓練をすることで、足の指を使って筆で文字を書いたりすることができるようになりますから、靴の生活によってその能力が眠ったままになっているだけなのかもしれません。

４Ｄエコーでお腹の赤ちゃんを見ていると、ヒトに備わっている能力についても考えさせられるところがあります。

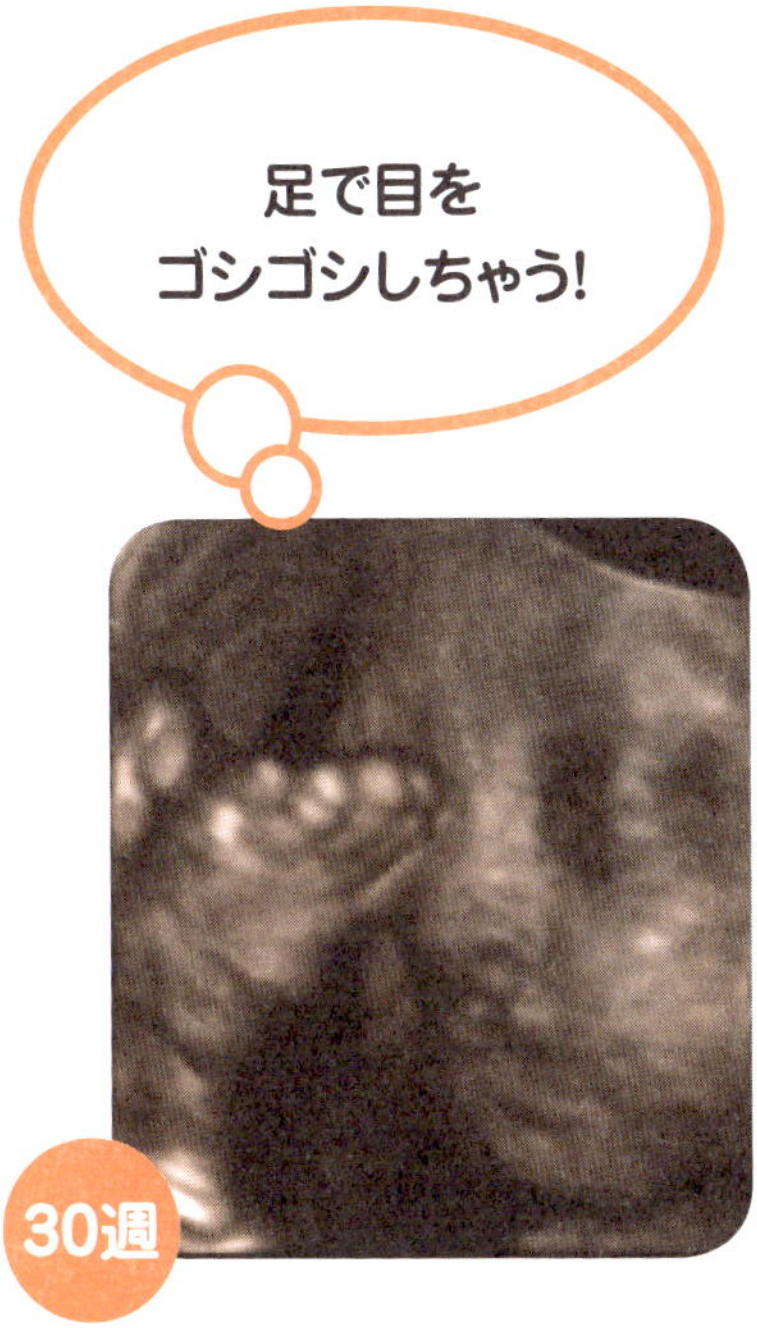

2章

動く・鍛える

子宮を歩く

お腹の中で、赤ちゃんは歩いている

生まれたばかりの赤ちゃんは歩くことができません。歩くどころか、自分の足で立つこともできません。首がすわっていないので、体を起こしていることすらできないのです。

赤ちゃんが歩けるようになるのは、1歳前後のころからです。早い子だと生後10カ月ごろから歩きだしますが、それにしても、生まれてから歩けるようになるまでには長い時間が必要なのです。

ところが、お腹の中にいる赤ちゃんは歩くことができます。宇宙飛行士が月面を歩くように、赤ちゃんも子宮の壁を歩いているのです。ときには力強く子宮の壁を蹴りながら、ときには忍び足で、2本の足を動かして歩いています。

生まれた直後の赤ちゃんは、体を起こして立たせるようにすると、反射的に足を前後に動かします。これは「原始歩行」といわれるもので、しばらくすると、この反射的な動きは消失しますが、この足の動きは、お腹の中で歩いていたことの名残なのでしょう。

羊水のプールの中にいる赤ちゃんは、浮力のおかげで重力の影響をあまり受けずにすみます。ですから、頭を起こしていることもできますし、歩くこともできるのです。

地球にいて、宇宙の無重力状態に近い感覚を味わえるのは水中です。腕の力がなくても、逆立ちなども簡単にできます。ですから、羊水の中で浮いている赤ちゃんも、2本の足を交互に動かして、ちゃんと歩くことができるわけです。

19週

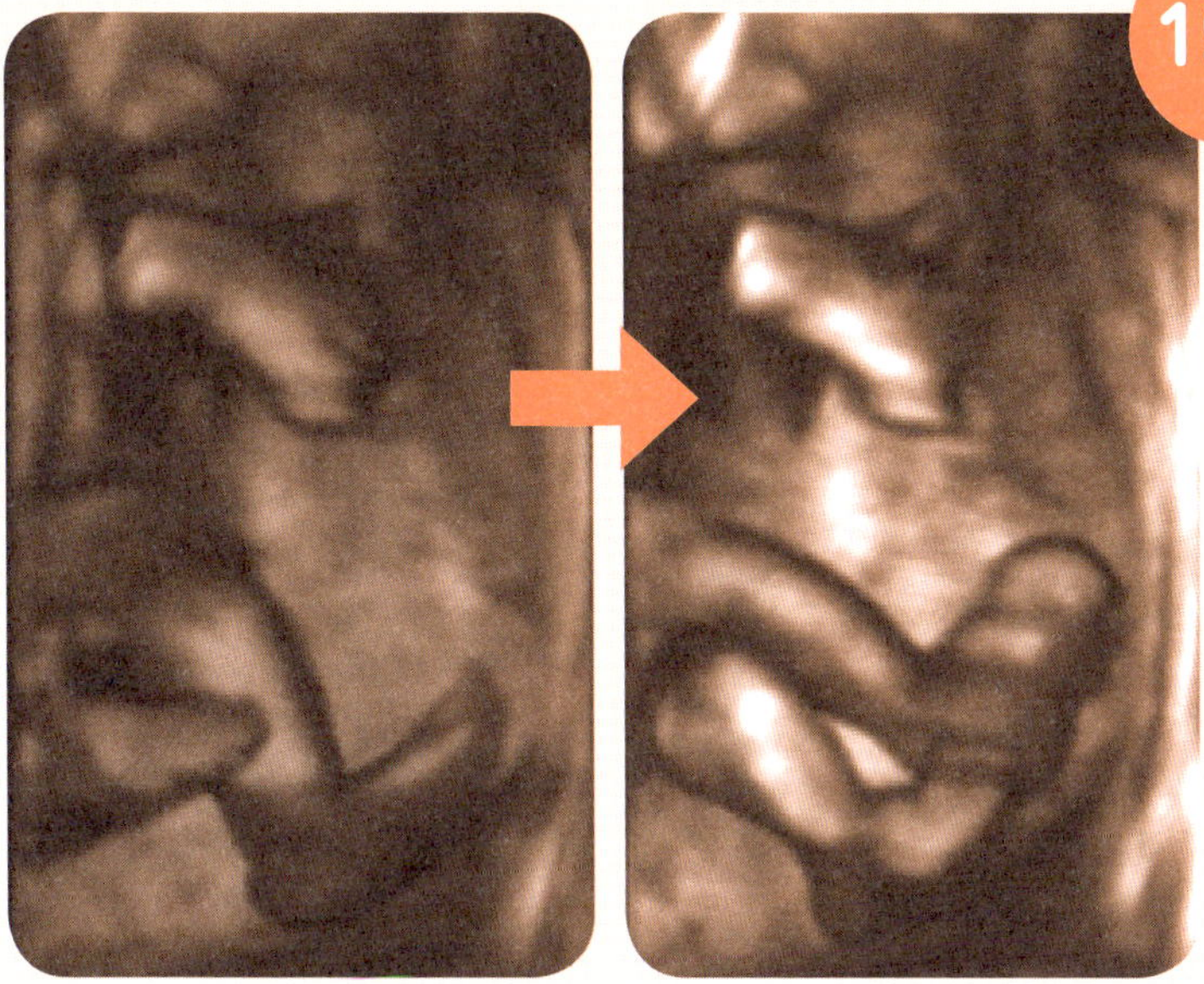

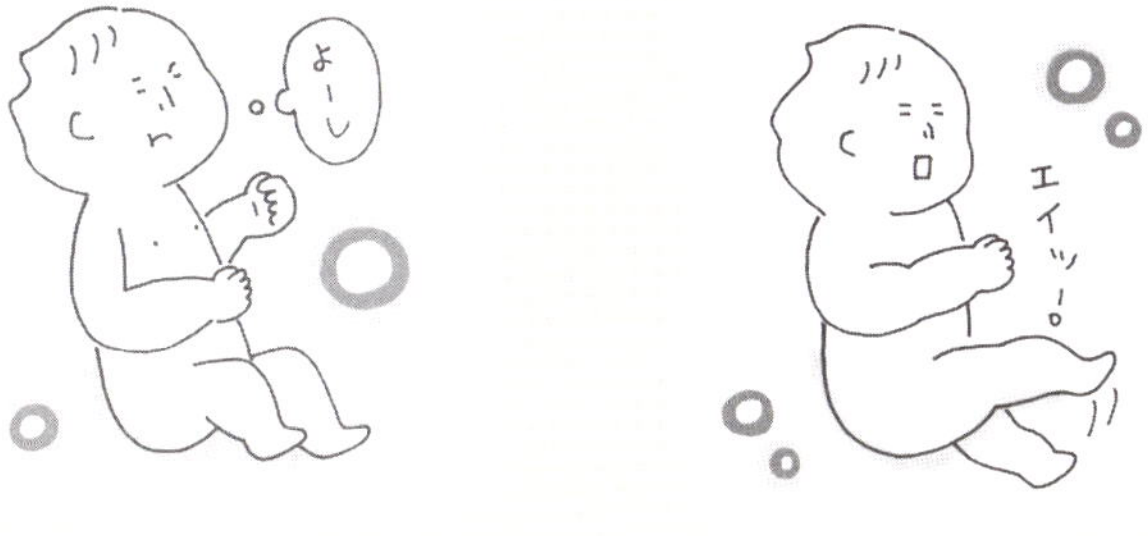

イチ、ニ、イチ、ニ
足を交互に動かして
お腹の中をお散歩中です

小さな足を懸命に動かして、もう歩く練習です。お腹の中は無重力に近いから、宇宙飛行士のようなふわふわした足どりです。

赤ちゃんは、どんなときに動くのか

妊娠20週ごろから、お母さんは赤ちゃんが動くのを感じるようになります。胎動です。それ以前も、赤ちゃんは動いているのですが、子宮内の広さにくらべて赤ちゃんが小さいため、羊水がクッションとなって赤ちゃんの動きを吸収してしまうのでしょう。お母さんには赤ちゃんの動きが感じられないのです。

はじめて胎動を感じたとき、お母さんは赤ちゃんが育っていることを実感されるようです。そのうちに、赤ちゃんはよく動くようになります。もちろん、赤ちゃんが子宮の壁を力強く歩くときにも、お母さんはその動きを感じることでしょう。

では、赤ちゃんはどんなときに歩いたり、動いたりするのでしょうか。自分の都合だけで動いているのではなく、外からの刺激に反応して動いていることも多いようです。

妊婦さんの定期健診でお話を聞くと、「夜になると、すごく動く」とほとんどのお母さんが言います。では、他にはどんなときに赤ちゃんがよく動くのか、その状況をお母さんに聞いてみましたので、そのいくつかをご紹介しましょう。

子どもの声を聞くと、よく動きます。子どもが「おはよう」「今日、動いている?」と話しかけるとよく動きます。私（お母さん）の声にはあまり反応しませんが、私が好きな曲がかかるとよく動きます。また、私が落ち込んでいると、お腹を蹴って励ましてくれます。

（妊娠34週の19歳初産）

上の子（姉・4歳）の声に反応して動きます。お父さんの声にも反応して動きます。大人の男の人の声によく反応します。私（お母さん）の声には、ときどき反応する程度です。私が食べたいものを食べているとき、よく動いています。

（妊娠34週の31歳経産）

私（お母さん）がさわると動きます。お父さんの手にも反応します。しかし、他の人がさわると、まったく反応しません。

（妊娠29週の22歳初産）

お父さんの声に反応します。また、お父さんの好きなマイケル・ジャクソンやスティービー・ワンダーの曲にも反応します。

（妊娠35週の29歳初産）

3時のおやつの時間になると動きだします。おやつを食べると落ちつきます。夕食前もよく動きます。

（妊娠29週の32歳初産）

お父さんが出張から帰ってくる直前に、お父さんが帰ってくるのがわかるかのように反応します。また、私（お母さん）がしばらく仕事を休んでいたときはよく動いていましたが、仕事に復帰してからは、仕事中は静かになりました。

（妊娠25週の25歳初産）

なぜ赤ちゃんは、夜よく動くのか

さまざまな赤ちゃんの反応には、まことに興味深いものがあります。出張していたお父さんが帰る日によく動くというのは、ほかのお母さんの話でも出てきました。赤ちゃんは、お父さんの帰りを察知しているのでしょうか。

お母さんが空腹のときや、おいしいものを食べているときにも反応しますが、なかには「『焼き肉』という声に反応します」というお母さんもいらっしゃいました。

また、ほとんどのお母さんが「夜、すごく動く」と言いますが、おそらく昼間は、忙しいお母さんに気をつかって、お腹の赤ちゃんもおとなしくしているのではないでしょうか。そして、夜、お母さんが横になってリラックスしているときに、ここぞとばかりに動いて自己主張しているのではないか、と思われます。

飛び跳ねる

お腹の中で宇宙遊泳!?

妊娠12週ごろになると、4Dエコーでは赤ちゃんの顔や手足がはっきりと見えるようになります。

妊娠3カ月（妊娠8週～11週）ころは、赤ちゃんも、頭からお尻までが約3センチとたいへん小さく、頭と体が同じくらいの大きさで、手足をくねくね動かしながら動いており、指も分かれていますが、4Dエコーでも大まかにしかわかりません。

しかし15週で、身長は約16センチになり、体重も約100グラムになります。細かいところまで、よく見えるようになってくるのです。

このころは、赤ちゃんがいる子宮という部屋の中は、妊娠後期にくらべて相対的に広いので、赤ちゃんも飛んだり、跳ねたりと、全身を使って自由に動きまわることができます。まるで宇宙遊泳を楽しんでいるかのような動きです。

まだ胎動を感じる時期ではないので、お母さんはこの映像を見ると、「えっ、こんなに動いているの」とびっくりされます。同時に、赤ちゃんが元気でいる姿に安心もされるのです。

お母さんの無理は禁物

妊娠12週までは流産が起こりやすい時期ですが、12週まで順調にくれば、流産の確率はかなり低くなるといえます。そういう意味では安定期に入ります。

そこで考えてみたいのが、妊娠中のスポーツです。お腹の赤ちゃんはよく動いていますが、お母さんのほうも体を動かしていただきたいのです。最近で

13週

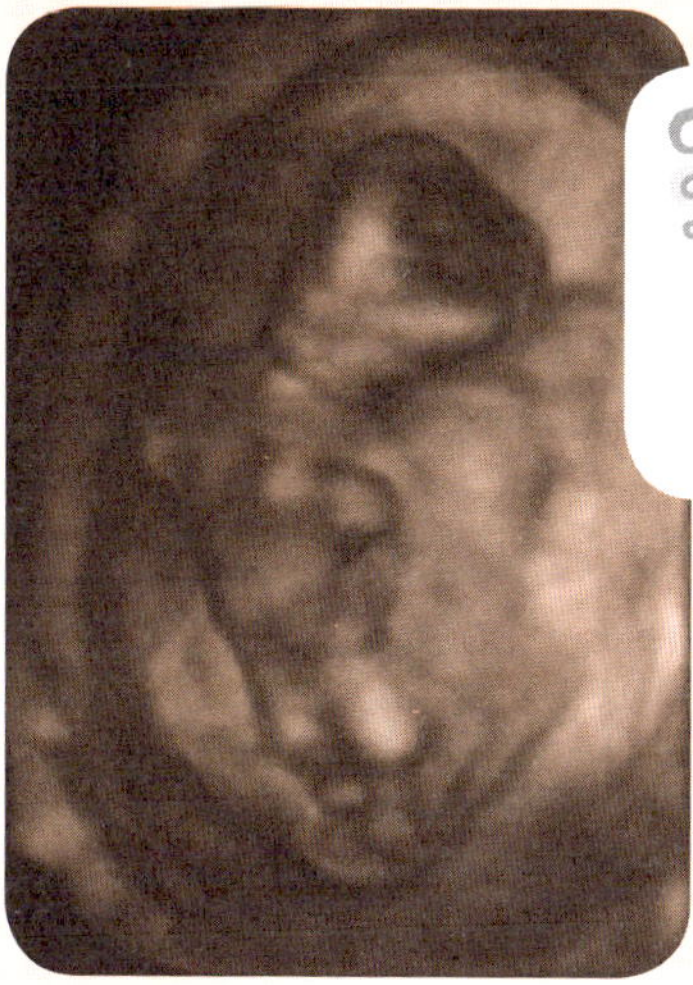

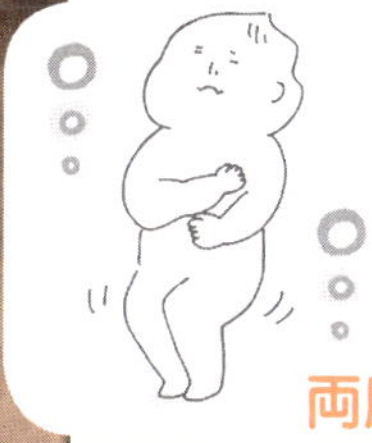

両膝をしっかり曲げて

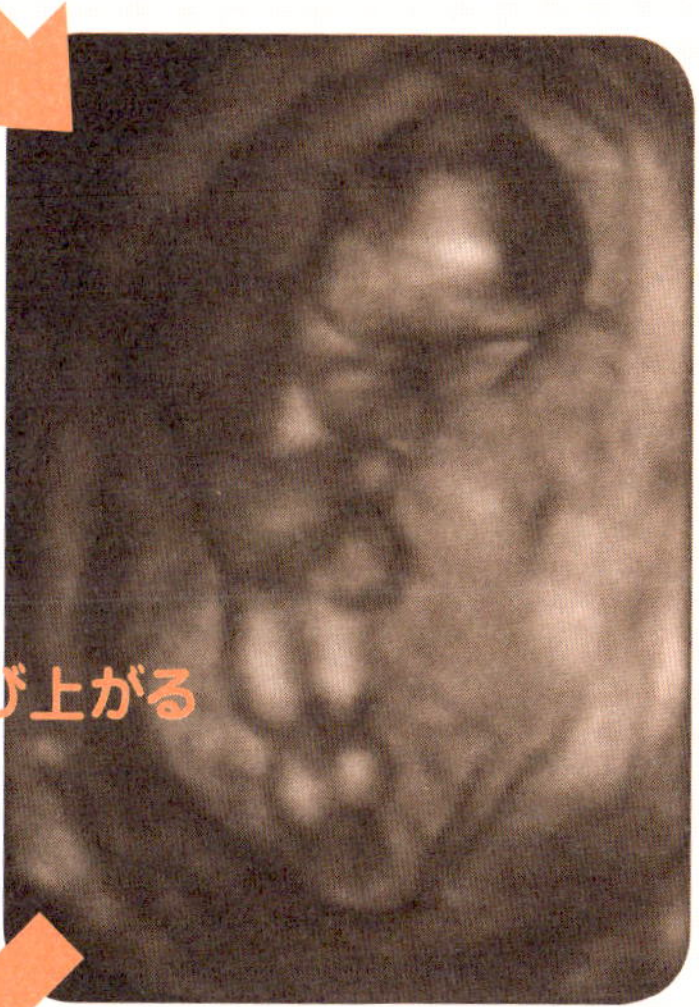

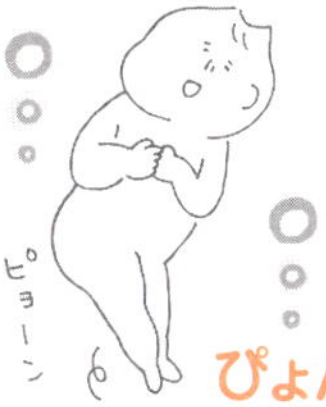

ぴょんと跳び上がる

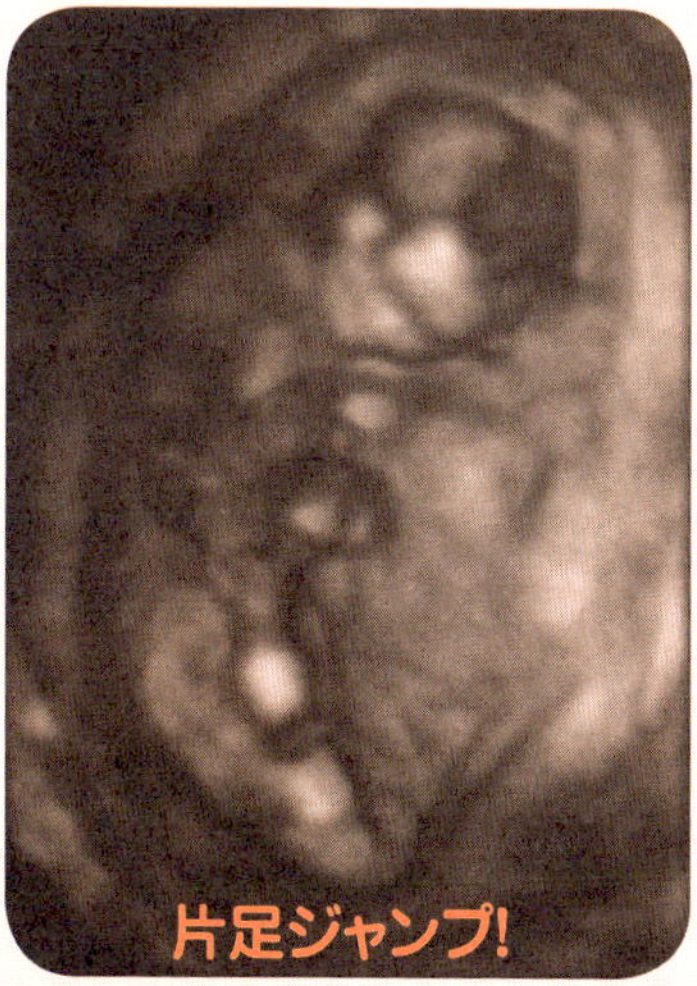

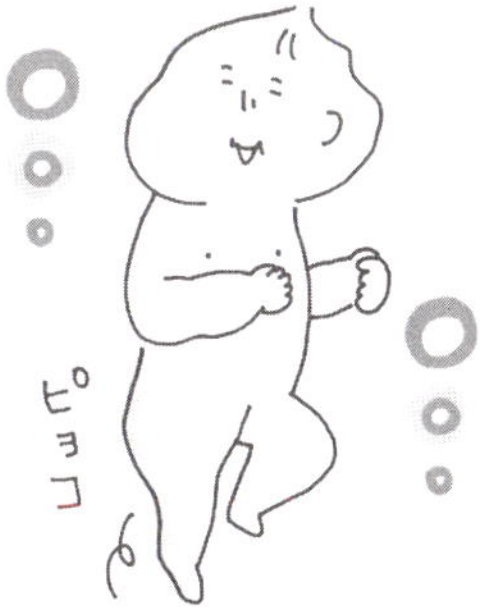

まだ体が大きくなっていないころは、お母さんのお腹の中は広々。
飛んだり跳ねたりして元気に動きまわっています。たくさん動いて大きくなります。

は、妊娠中でも積極的に体を動かしたほうが、妊娠経過や分娩によい影響を与えることが明らかになってきています。

定期的に行われる適度なスポーツ活動の効果としては、

●心肺機能の向上
●体力の増強
●肥満の解消
●脂質比の改善
●安産傾向
●軽微な愁訴の軽減
●精神面への好影響

などが報告されています。

以前は、妊娠中の運動が早産を引き起こすとか、胎児の発育遅延をもたらすなど、といわれたこともあります。たしかに、仕事からくる身体的ストレスには問題があります。たとえば、4時間以上じっと立っているとか、長い時間歩きつづける、長時間におよぶ労働、よく重いものを持ち上げる、といった身体的なストレスです。

このようなストレスは、極度の疲労感や倦怠感をもたらし、それが脱水や栄養失調を反映する症状であることがあります。このような状況は、早産（37週未満）や胎児の発育遅延をもたらすリスクが増すことになります。

しかし、レクリエーション的なスポーツは、仕事でストレスになるような運動とは異なり、低出生体重児や早産を増やすことにはならず、むしろこれらを減らす可能性があるのです。

妊娠中のスポーツの効果

アメリカの医学博士、ジェームズ・クラップらは、妊娠中のスポーツの効果について研究をしています。ここでは、お母さんの定期的な運動が胎児の発育に及ぼす影響をみてみましょう。

クラップらは、妊娠中にお母さんが運動を続けた群と、運動をしなかった対照群で、出生した新生児についてさまざまな計測（体重、身長、頭囲、腹囲、脂肪など）を比較してみました。その結果、運動をした群の新生児のほうが、平均３９７グラム軽いことがわかりました。

しかし、低出生体重児（２５００グラム以下）の率はけっして増えてはいませんでしたし、身長や頭囲にも体重の軽さの影響は見られませんでした。脳や内臓、筋肉、骨などの発育にも、やはり影響はありませんでした。

つまり、お母さんが運動していた赤ちゃんの体重がすこし軽かったのは、脂肪がつきにくかったからで、妊娠中の定期的で活発な運動の継続は、胎児の発育に影響することなく、胎児脂肪を減らす効用があることがわかったのです。

ただ、妊娠初期に活発な運動を行っていて、その後に運動をやめた群では、新生児がもっとも大きく、体脂肪率が高くなっていました。これは、初期の運動によって胎盤が刺激されて増大し、赤ちゃんに行く栄養分なども増加した結果だと考えられます。

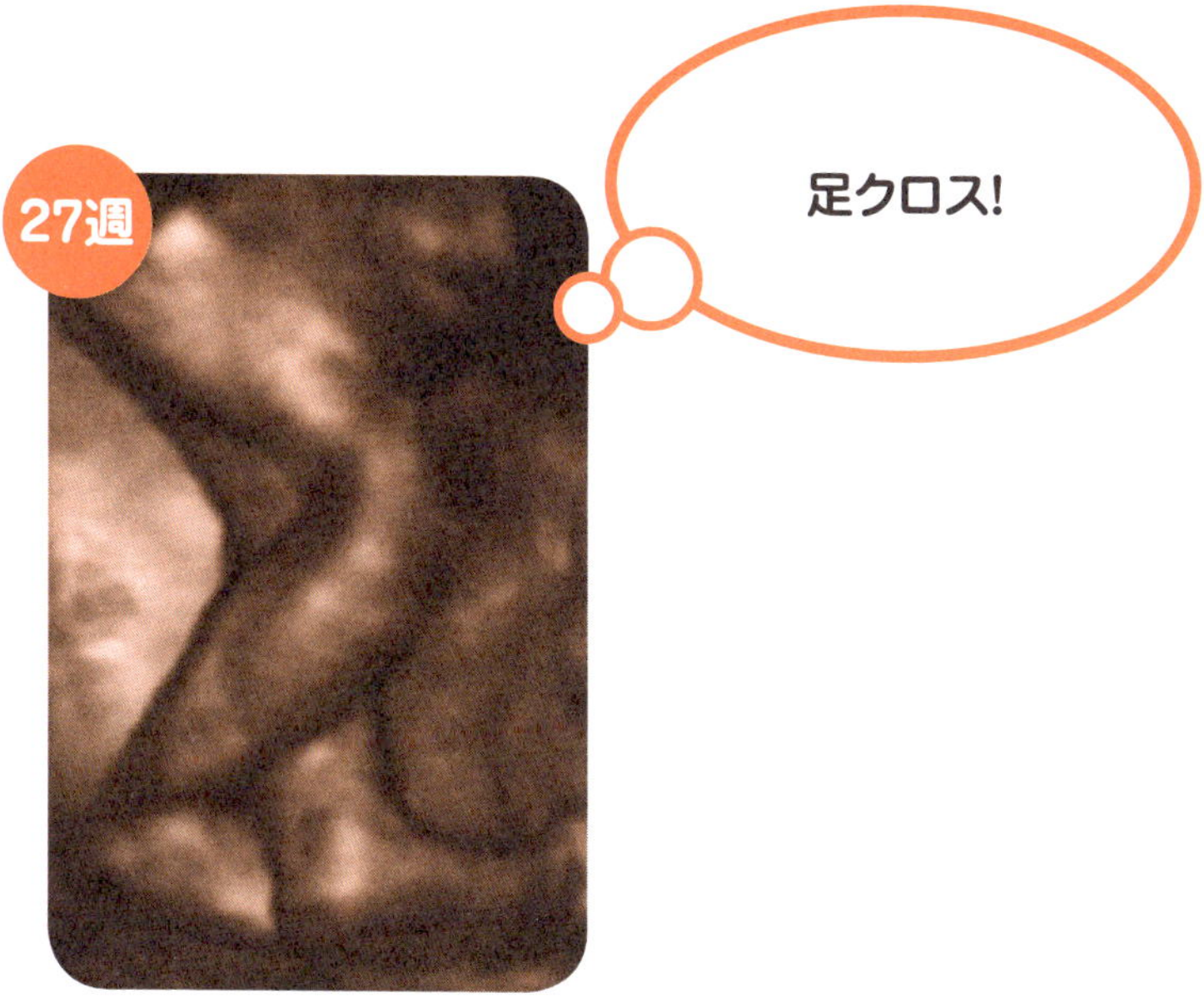

腹筋・背筋を鍛える

お腹の赤ちゃんにもトレーニングは必要

お腹の赤ちゃんは、ブリッジをしたり、体を丸めたりします。腹筋や背筋を鍛えているのでしょう。生まれてからしっかり生きていくためのトレーニングをしているのです。

「お腹の赤ちゃんにトレーニングが必要なのか」と疑問を投げかける人もいます。赤ちゃんはお腹の中でのんびり過ごしていればいいと思うのでしょうか。

しかし、もしお母さんが切迫早産（早産しそうになること）になると、早産になるのを防ぐために、病院のベッドの上で何週間もじっと安静にしていなければなりません。こうして体を動かさないでいると、足腰が立たなくなってしまうくらい筋肉も落ちてしまいます。

お腹の赤ちゃんは、お母さんが酸素も栄養も、へその緒を通じて送ってくれます。老廃物も、へその緒を通じてお母さんに返しています。ですから、赤ちゃんはみずから動かなくても、なんの不自由もありません。しかし、だからといって赤ちゃんがまったく体を動かさずにいたら、大人と同様に筋肉もつきません。手足も動かせなくなってしまいます。ですから、お腹にいるときでも、赤ちゃんにはトレーニングが必要なのです。

しっかり元気に育っていくためには、赤ちゃんもお母さんも運動は欠かせないのです。

出産時にも強い赤ちゃんになる

前項で、お母さんが妊娠中に運動することのさま

12週

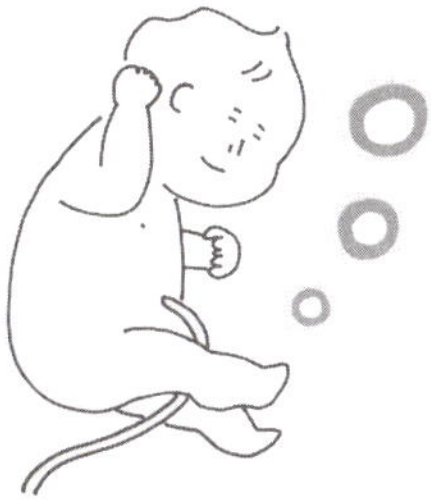

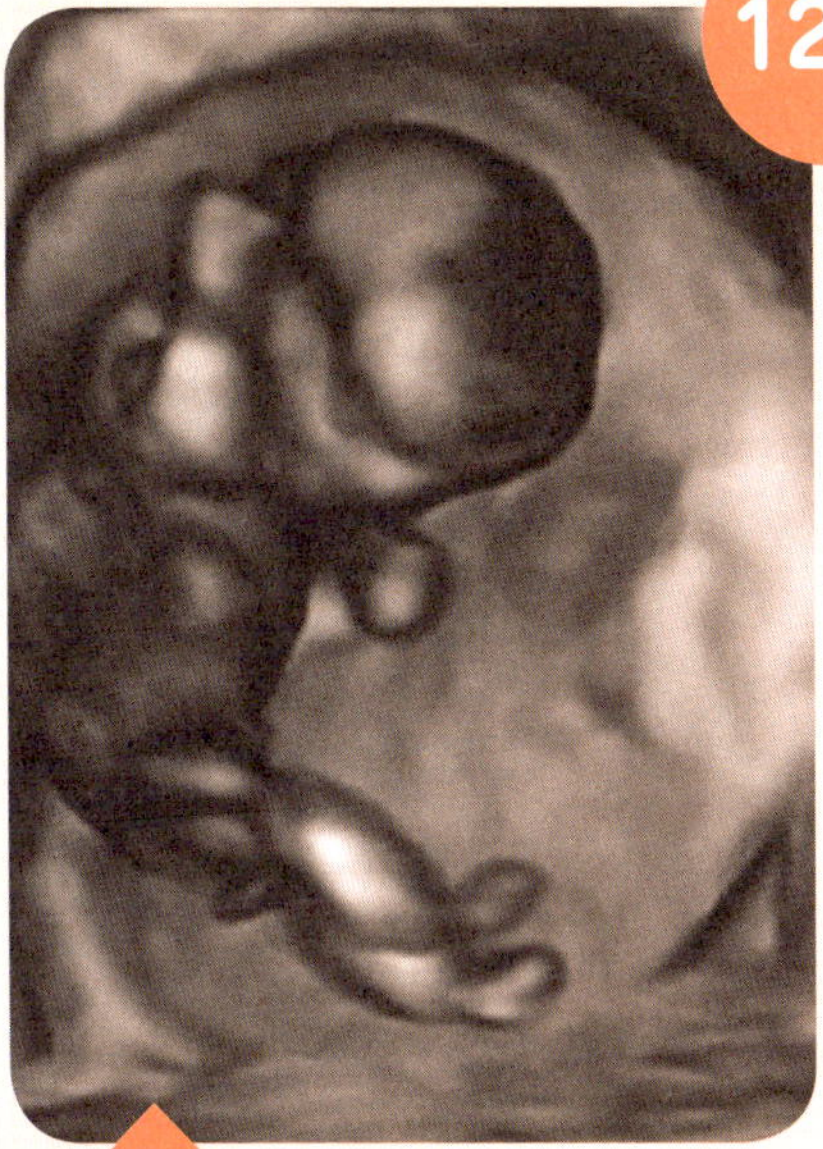

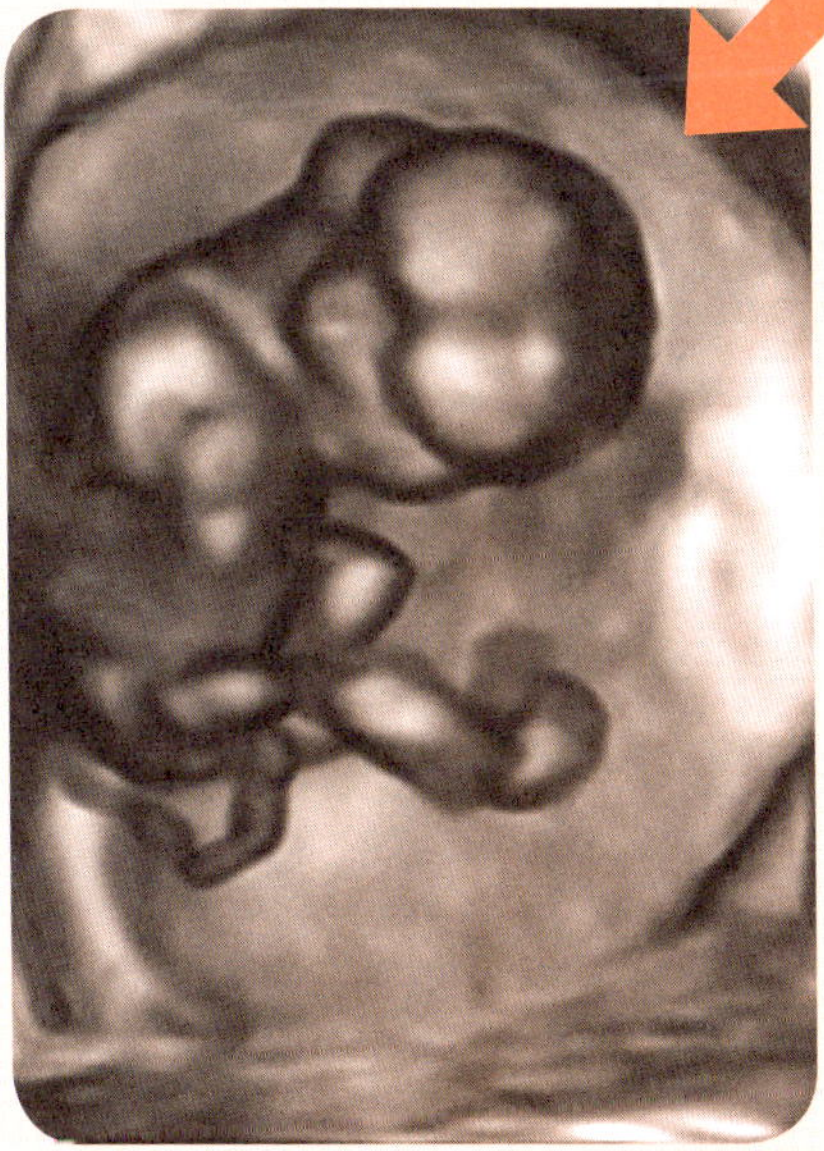

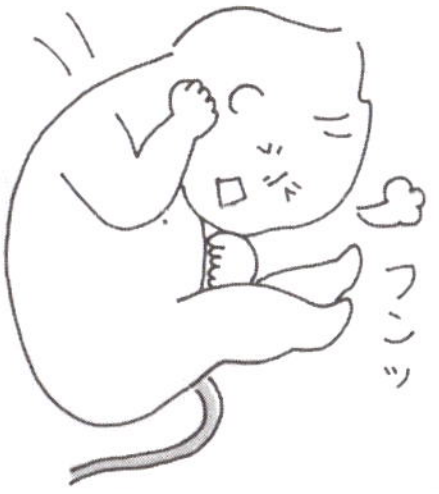

ただいま腹筋エクササイズ中!

大人顔負けの腹筋エクササイズ中です。お腹の中でよく運動して、生まれてからも元気に動けるように準備しています。お母さんも適度に体にいい運動をして、元気な赤ちゃんを産みましょう。

ざまなメリットなどについてお話ししましたが、ここでまた、その話の続きをしたいと思います。

まず、お母さんが運動すると、胎児の心拍数は増加します。運動の持続時間が長ければ長いほど、胎児心拍数は増加します。逆に、運動後に胎児心拍数が減少したり、30分以上、胎児キックなどの胎動を感じない場合は重大な警戒サインなので、すぐに医師の診断を受けることが必要になってきます。

お母さんが運動すると胎児の心拍数が増加するのは、おそらく子宮の血流量が低下することにあります。というのは、多くの筋肉を使ったり、強い運動を長く行うと、筋肉が多くの血液を必要とします。そのため、内臓へ行く血流量が減り、子宮血流量も低下して、胎児の血液の酸素も低下します。

胎児に行く酸素の量が減って大丈夫かと心配になるかもしれませんが、お母さんの運動による場合は、まず大丈夫です。

胎児は、血液中の酸素の量の変化を感知し、ストレス反応を引き起こします。それが一つには心拍数の増加となって表れます。つまり、心拍数を増やすことで酸素をより多く取り入れるようにして、酸素の量が減ったことに対応するわけです。

運動してきたお母さんの胎児は、分娩中、子宮の収縮によく耐えます。これは、運動しないお母さんや、途中で運動をやめたお母さんの胎児にくらべて、明らかにちがいがあるのです。お母さんが運動しているときに、酸素の量が減るというストレスに耐えてきた胎児は、分娩時の子宮の収縮という最大のストレスをうまく乗り越えることができる、というわけです。

そのほか、へその緒が体に巻きついたりする頻度も、お母さんが運動していた場合は低下しますし、分娩時の胎便の出現頻度もとても低くなっています。胎便は、まえにもふれましたが、分娩中に胎児が苦しくて出す無菌性の便のことです。

すべての事柄は、運動してきたお母さんの胎児は、実際に大丈夫であることを示す証拠となっているのです。

妊娠中の運動は、子どもの頭をよくしてくれる

お母さんの運動は赤ちゃんの脳の発育にも影響を及ぼします。

妊婦とスポーツについて研究したクラップらは、運動は子宮内の胎児を揺さぶり、結果として赤ん坊がなでられたり、抱かれたりするのと同様の刺激を胎児に与え、明らかに脳の発達をうながす、と結論づけています。

生まれた子が5歳になった段階でもう一度、母親が運動をしていた群と、していない群を比較したところ、行動やほとんどの認知機能において差は認められなかったのですが、ＩＱと言語能力においては、いちじるしい差がありました。母親が運動した群の子どもたちは、優れた能力を示したのです。

要するに、お母さんが妊娠中に運動をしていると、頭のいい子が生まれる、ということになります。では、妊娠中にはどんな運動がいいかというと次の４つの条件を満たすものです。

- 全身運動であること
- 左右対称運動であること
- 筋肉を鍛えること
- 骨を鍛えること

この条件を満たす運動として、私がおすすめしているのは「マハーラジャ・カルーリカ」と「マハーラジャ・ヨーガ」です。マハーラジャ・カルーリカは、数千年前、インドの王族の中で護身のために始められた総合武術です。マハーラジャ・ヨーガは呼吸を重視したゆっくりしたタイプの運動で、健康法として５０００年以上の歴史があります。

これらの運動の講座はマタニティ・フィジカルセラピーとして板橋中央総合病院で開催されています。

キック&パンチ

子宮の壁をキック!

お腹の中の赤ちゃんは「キック!」「パンチ!」も得意です。というと、たいへん粗暴なように感じられるかもしれませんが、べつにお母さんを痛めつけようと暴力をふるっているわけではなく、これも体を鍛えるトレーニングの一つです。

多くのお母さんが夜、眠れないくらい赤ちゃんが動くと言います。「こんなに動いて大丈夫かしら」と心配しているお母さんもいますが、もちろん大丈夫です。よく動くのは、元気な証拠です。

お母さんが胎動、すなわち赤ちゃんが動くのを感じるときとは、赤ちゃんが子宮の壁に力を加えているときです。いちばん強く感じられるのは、やはり足で蹴られているときです。

逆に、子宮の壁にふれずに、羊水の中で赤ちゃんがしきりに手などを動かしていても、お母さんは胎動と感じることはほとんどありません。

また、4Dエコーで撮影しているとき、足は動かしているのに、赤ちゃんの両手が顔の近くにあって、なかなか顔を見せてくれないときがあります。お母さんに赤ちゃんの顔を見せてさしあげたいのですが、こんなとき、赤ちゃんはしっかりと頭をガードしています。並の総合格闘技の選手なら、すぐにガードが下がってしまいますが、赤ちゃんのガードは、なかなか下がりません。

こんなときは「早く顔を見せてほしいなあ」と、撮影をしながら、少しやきもきすることがあります。1回の4Dエコーの撮影には、持ち時間にかぎりがあるからです。赤ちゃんは、顔を見せたくないので

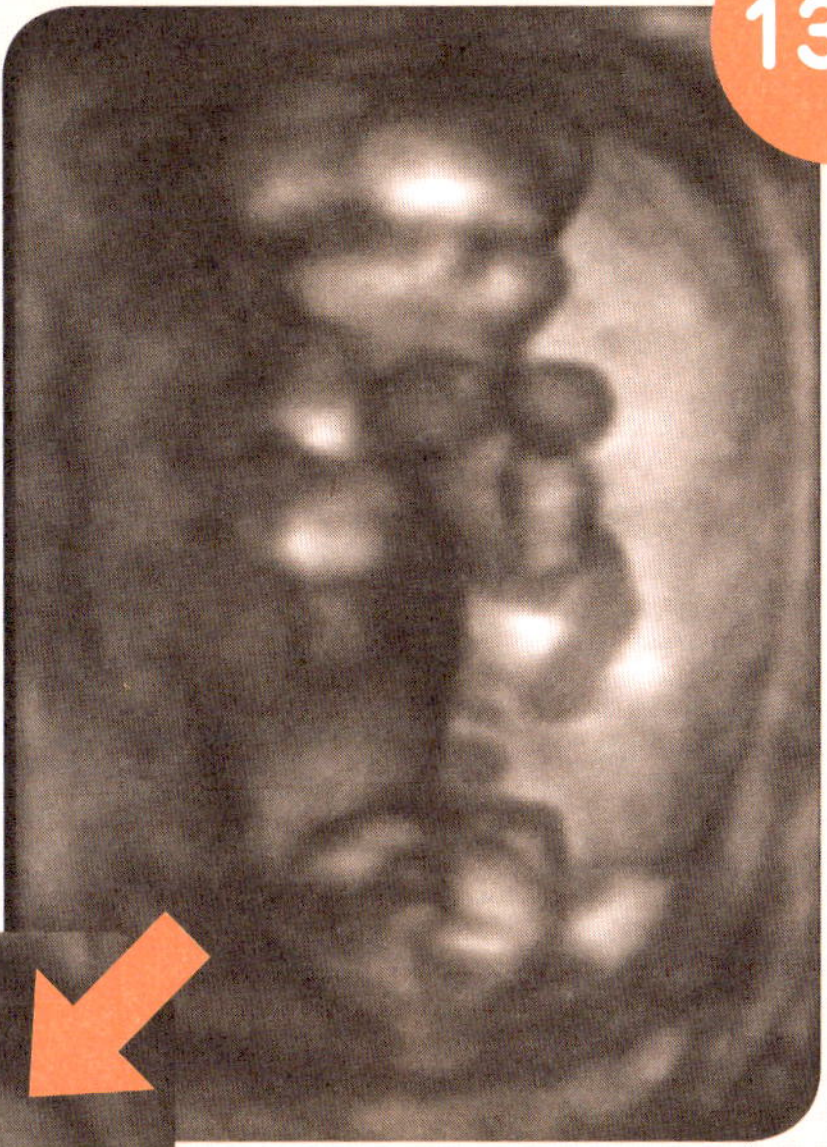

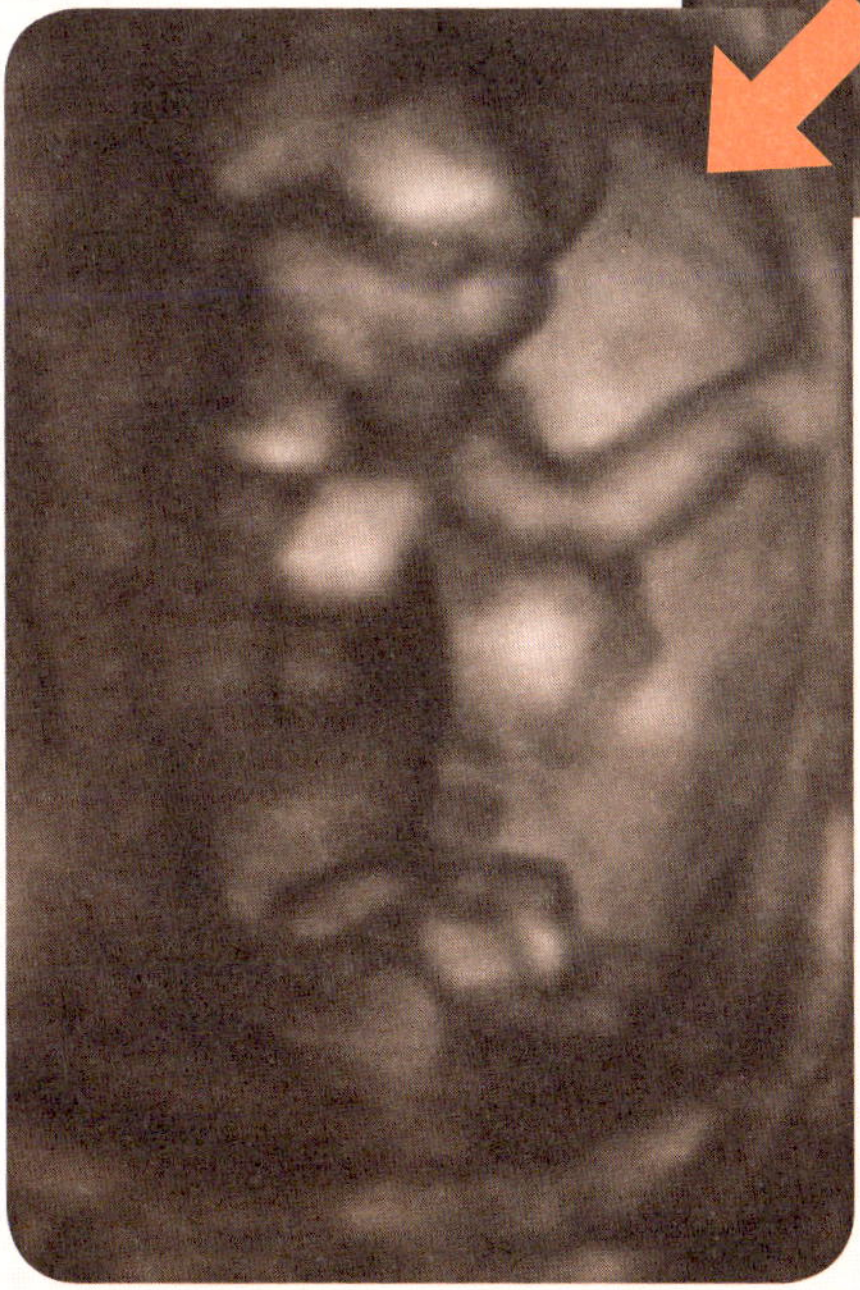

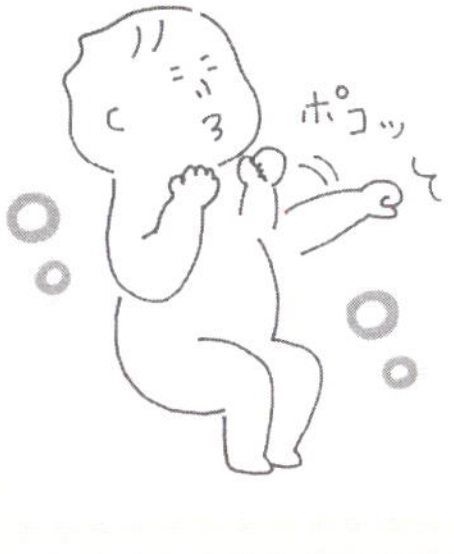

赤ちゃんパンチ炸裂の瞬間、将来はスポーツ選手!?

お母さんのお腹にパンチをお見舞いしています。このぐらい小さいと、まだお母さんは気づかないかもしれません。次のページの赤ちゃんは体も大きくなって、足と腕が同時に出ていて成長が見えます。赤ちゃんパンチも完成に近づいてきたようです。

しょうか。でも、格闘技のいい選手になれそうです。

赤ちゃんが、夜によく動く理由

お腹の赤ちゃんは、外からのさまざまな刺激に反応して活発に動き、お母さんは胎動を感じます。これまでにもご紹介したように、ほとんどのお母さんが、夜によく動くと言います。

赤ちゃんは、基本的には20分ごとに寝たり、起きたりしています。ですから、昼間も動いているのですが、昼間はお母さんも仕事をしていて、やることがいっぱいあるので、赤ちゃんも気をきかせて、動くのをひかえめにしているのかもしれません。

夜、お母さんがやっと一日の仕事を終えると、赤ちゃんは活発に動きだして、自分の存在をお母さんにアピールしているのではないでしょうか。

そういえば、妊娠中に仕事を休んでいたときは昼間もよく胎動を感じていたのに、仕事復帰すると、仕事中は静かにしてくれていた、というお母さんがいました。これなどは、お腹の赤ちゃんが、「お母さんが仕事をしているときは静かにしていよう」と、お母さんのじゃまにならないようにしていたと考えても、あながち無理なこじつけではないだろう、と思われるのです。

お腹の赤ちゃんは、お母さんが分泌するホルモンなどから、お母さんの心理状態なども感じ取っていますから、忙しいお母さんに気をつかうということは十分に考えられるのです。

お父さんがさわると、男の子は胎動を止める

外からの刺激へのお腹の赤ちゃんの反応として興味深いのは、お父さんに対する反応です。

妊婦さんのお話をうかがっていると、よく動いているときに、お父さんにも胎動を感じてもらおうと、お腹をさわってもらうと、その動きが止まってしまうという話がよく出てきます。とくに、お腹の子が男の子の場合、その動きがピタッと止まってしまい

郵 便 は が き

お手数ですが
50円切手を
お貼り下さい

170-0002

東京都豊島区巣鴨4-7-5

株式会社 草思社
愛読者カード係行

フリガナ お名前	性別 男・女 歳
ご住所 〒	
TEL FAX	
E-mail	
ご職業	
ご購入店名 所在地	

ご記入いただいた個人情報は、お客様への出版案内の送付以外の目的には使用いたしません。出版案内をお送りしてもよろしいですか。（はい いいえ）

書名【　　　　　　　　　　　　　　　　　】

●本書をどこでお知りになりましたか

1 書店で見て　　2 書店店頭の宣伝物
3 出版のご案内　　4 人にすすめられて
5 広告（新聞・雑誌名　　　　　　　　　　　　　）
6 書評・紹介（新聞・雑誌名　　　　　　　　　　）
7 テレビ・ラジオ（番組名　　　　　　　　　　　）
8 インターネット（サイト名　　　　　　　　　　）
9 その他（　　　　　　　　　　　　　　　　　　）

●お求めになった動機は何ですか（複数回答可）

1 テーマ　　2 タイトル　　3 著者　　4 帯にひかれて
5 装丁がよかった　　6 広告を見て（媒体名　　　　　）
7 書評・紹介を見て（媒体名または評者名　　　　　）
8 その他（　　　　　　　　　　　　　　　　　　）

●本書について以下の項目にかんしてどう思われますか

タイトル（とてもよい　よい　ふつう　悪い　非常に悪い）
装　丁（とてもよい　よい　ふつう　悪い　非常に悪い）
価　格（高い　やや高い　ふつう　やや安い　安い）

●本書についてご感想をお聞かせください

このご感想を新聞・雑誌広告やホームページ等に匿名で掲載させていただいてもよろしいですか。（ 許可する　許可しない ）
☆ご協力ありがとうございました。

ます。逆に女の子の場合は比較的よく動いています。

そこで、赤ちゃんの性別が判明している方（男の子を妊娠している方が68人、女の子を妊娠している方が64人の合計132人）に「赤ちゃんがお父さんとお母さんにどう反応するか」の聞き取り調査を行ったところ、結果は驚くべきものでした。

男の子の場合、お父さんがさわると動きが止まってしまう割合は87％。対して、よく動く、あるいはそのまま動いている割合は13％でした。

一方、女の子は、お父さんがさわると動きが止まってしまう割合は55％で、残りの45％はよく動く、あるいはそのまま動いていたのです。

つまり、男の子はお父さんがお腹に手を当てると、およそ9割は動きを止めてしまうのです。それも、ピタッと止めるのです。それに対して女の子の場合は、よく動く子と動かない子がほぼ半々です。

お腹にさわっているのがお父さんかどうか、どうやってお腹の中で赤ちゃんが見分けているのかはわかりませんが、赤ちゃんも異性のほうが好きなのかもしれません。

世のお父さんたち、自分がさわるとお腹の中の赤ちゃんが動かなくなっても、ショックを受けないでください。べつに、赤ちゃんがお父さんを嫌っているわけではないのですから。

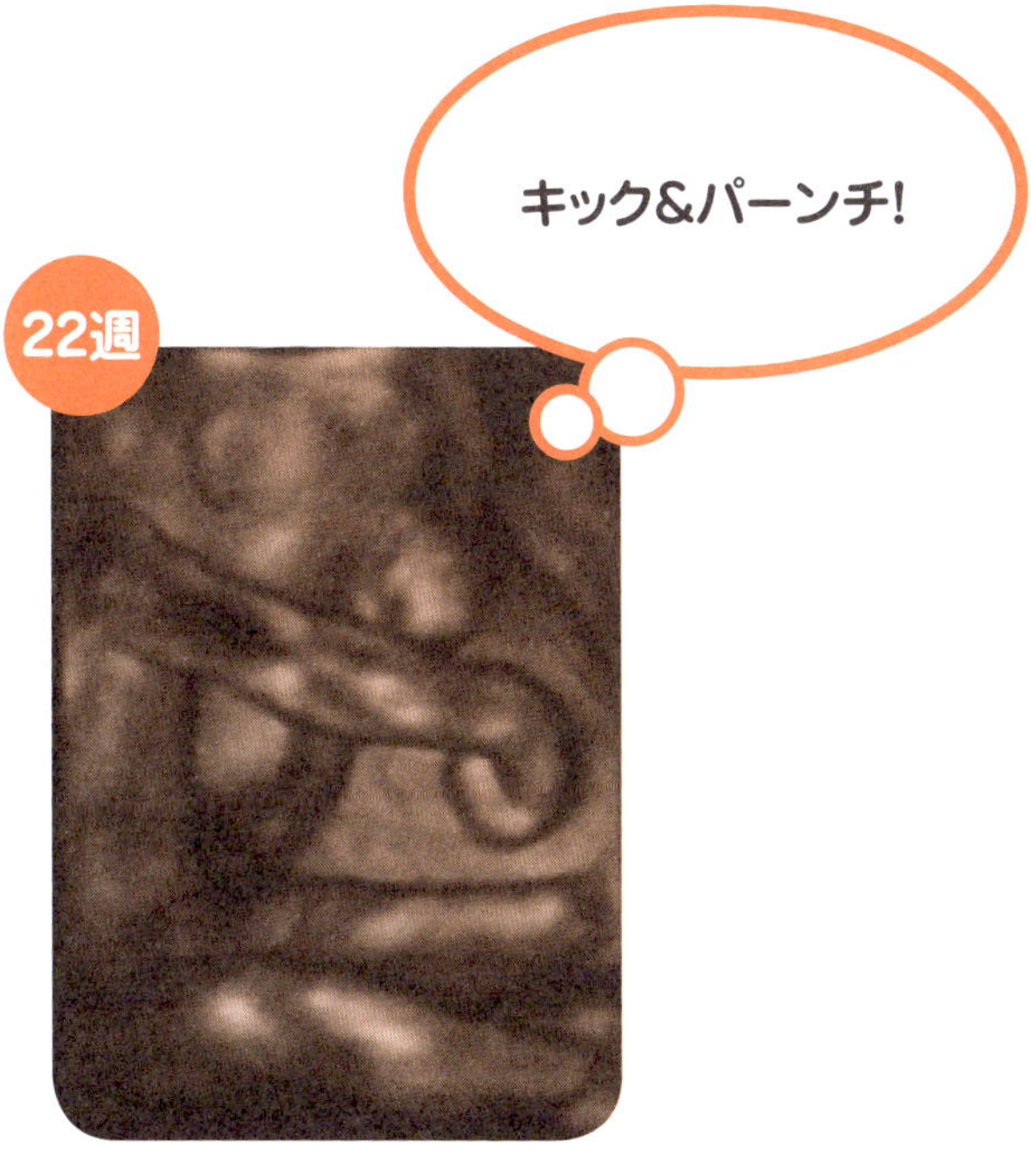

正座する

お腹の赤ちゃんは、正座もできます

左の４Ｄエコーの写真を見てください。お腹の赤ちゃんが正座をしています。背筋もしっかりのびています。なんとも礼儀正しい姿です。お腹の赤ちゃんは、ときにこんなポーズをしてみせてくれます。正座して、手を合わせたりもします。まるでお祈りをしているかのようです。

お腹の中ではこうしたポーズがとれるのに、外の世界に出ていくと、とたんに赤ちゃんは寝たきり状態になってしまいます。これは、お腹の中にいるときは羊水に浮かんでいて、羊水という液体の浮力のおかげで、重力の影響をほとんど受けないからです。

ところが外に出ていくと、とたんに重力の影響を受けるようになります。私たちはふだん地球の重力を意識しませんが、宇宙飛行士を見てもわかるように、重力に対抗して起き上がったり、立ったりするには骨や筋肉がしっかりしていなければなりません。

生まれた赤ちゃんの場合、お腹の中でトレーニングを積んで鍛えているとはいえ、骨も筋肉もまだ十分には強くないので、お腹の中でらくらくできた動きができないのです。

ですから、お腹の中でしていた正座ができるようになるのは、かなり大きくなってからですし、畳の部屋がない家も多い昨今では、大人になっても正座ができない人もいます。

子宮が緊張していれば、赤ちゃんも動きにくい

赤ちゃんは、お腹の中で自由に動いているかのよ

15週

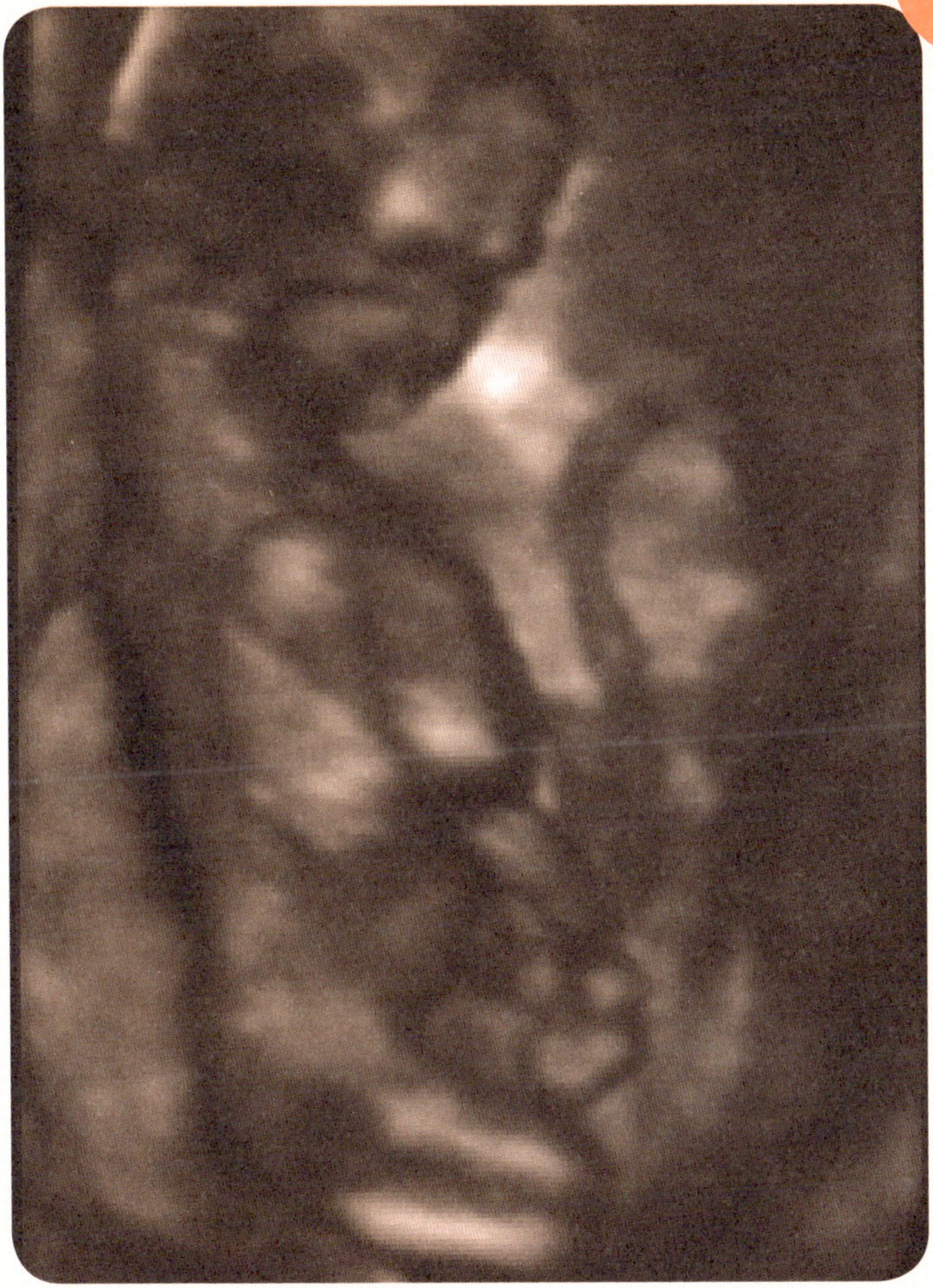

パーフェクトな正座です お行儀のいい赤ちゃんですね

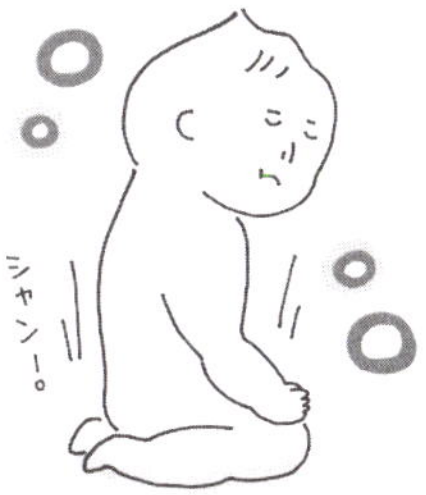

足を曲げて、背筋をピンと伸ばして正座のポーズです。手もちょこんとひざにのっていますね。こんな小さな赤ちゃんでも、ちゃんと正座ができるとは驚きです。

うに見えます。実際、自由に動いているのですが、じつはそれができないことがあります。

それは「逆子体操」とおおいに関係があるのです。

逆子体操は、妊婦さんが四つんばいになってから、胸を床につけるように、頭を低くしつつ、腰はそのまま高く保つポーズをとります。これは、妊婦さんに「できたら逆立ちしてね」と言っているようなもので、かなりしんどい姿勢です。この姿勢は、お腹が張りやすくなるので、早産傾向のある妊婦さんはやってはいけないといわれています。

そのあと、赤ちゃんの背中が上にくるように、横になって寝ることも指導します。寝返りも打てず、同じ体勢をとりつづけて寝るのです。

私が勤務する病院でも、妊娠8カ月くらいから逆子体操を指導していました。ところが、あるとき、毎日がんばって逆子体操をしてきた妊婦さんが、妊娠10カ月になっても治らないため、帝王切開の日取りも決め、術前検査もしたところで、「これだけがんばっても治らなかったのだから、帝王切開でもしかたない」と思って、逆子体操をやめたところ、逆子が治ったというケースがありました。

また、帝王切開をする手術台に妊婦さんに横になってもらって、下半身だけ痛みをとる麻酔を入れ、手術の体勢をとってもらいました。手術する直前に赤ちゃんの心音を聞きます。そのとき、逆子で聞いていた心音の位置が変わっていたのです。超音波で見ると、なんと逆子が治っているのです。

頻度はあまり高くありませんが、たまにこうしたケースがあります。もちろん手術は中止です。

こうした体験を経て、私はなぜ逆子が治ったのかと考えました。この二つの症例に、何か共通したことがあるのだろうか、と。そして導き出されてきたのが、二つの症例に共通していることは、子宮の緊張がとれる、ということだったのです。

逆子体操をして、指導された姿勢で寝ることは、かなり無理な姿勢を続けることになります。妊婦さんにとってはストレスになります。それによって、子宮の緊張がもたらされると考えられます。

しかし、逆子を治すのをあきらめた妊婦さんの場合、逆子体操とその後の決められた姿勢で寝ることをやめることで、お腹の緊張が緩和されます。また、帝王切開の手術台の上で逆子が治った妊婦さんの場合も、麻酔によって下半身の痛みをとると同時に、子宮の緊張も緩和されます。

子宮の緊張がとれるということで、子宮が柔らかくなることによって、赤ちゃんが動きやすくなり、逆子が治ったと考えられるのです。

逆子体操をしないほうが、逆子は治る

そういう意味からすると、逆子体操はお腹が張りやすくなるため、逆子を治すには逆効果ではないか、とも考えられます。

そこで、逆子体操が有効だという根拠があるのか、データを探してみると、じつは、逆子が治るという具体的なデータは見つかりませんでした。産科の教科書をあらためて見てみると、「逆子体操が逆子を治す確実なものとはいえない」と書いてありますが、逆子を治すために逆子体操と、横になって寝る方法をセットにして指導することが書かれています。

つまり、逆子体操で逆子が治るという証拠もないのに、妊婦さんにすすめていることになります。

私は、逆子体操は効果がないどころか、むしろ逆効果をもたらすものだと考え、私が勤務する病院で2005年1月から逆子体操の指導を中止し、その結果を調査したところ、逆子体操には効果がなく、むしろ逆子体操をしないほうが治る可能性がある、という驚くべき結果が得られたのです。

常識だと思われていることでも、それを鵜呑みにせず、きちんと検証してみることの重要性を痛感させられたのが、この逆子体操をめぐる研究でした。

なお、この研究成果は第62回日本産科婦人科学会学術講演会（平成22年4月23日）にて発表し、医学雑誌にも掲載されています。(『産婦人科治療』2010年vol.100、P99～103)

セルフマッサージ

足裏マッサージは気持ちがいい？

お腹の赤ちゃんは、ふだんから自分の足を持って、よく遊んでいますが、足の親指をつまんでマッサージすることもあります。

足裏マッサージをするお店をあちこちで見かけます。たしかに疲れているときなど、足裏をもんでもらったり、マッサージしてもらうとたいへん気持ちがよく、疲労回復にもつながります。

満足とは、足が満たされると書きますが、足裏のマッサージは、赤ちゃんにとっても気持ちがいいものなのでしょう。

また、赤ちゃんは、自分で自分の肩をもんだり、二の腕の筋肉をもんだりすることがあります。実際の４Ｄエコーの画像では、赤ちゃんの動きがリアルタイムで映し出されますから、赤ちゃんが手を上手に使って、肩や二の腕を押したり、ゆるめたりする動作を観察することができます。

赤ちゃんは肩がこることはないと思いますが、活発に動いて運動をしたあとで、筋肉をもみほぐしているのでしょうか。それとも、お母さんの真似をしているのでしょうか。

赤ちゃんだって疲れるんです

赤ちゃんが足裏をマッサージしたり、肩や二の腕をもんだりするというと、「そう見えるだけで、ほんとうはマッサージしているわけではないのでしょう」と聞かれることがあります。

たしかに、画像で赤ちゃんの動作を見て、「今、

30週

足の指までしっかり
マッサージしています

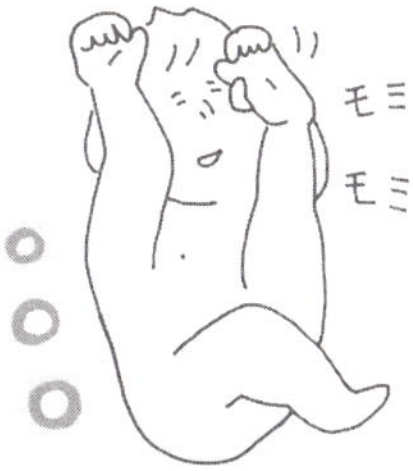

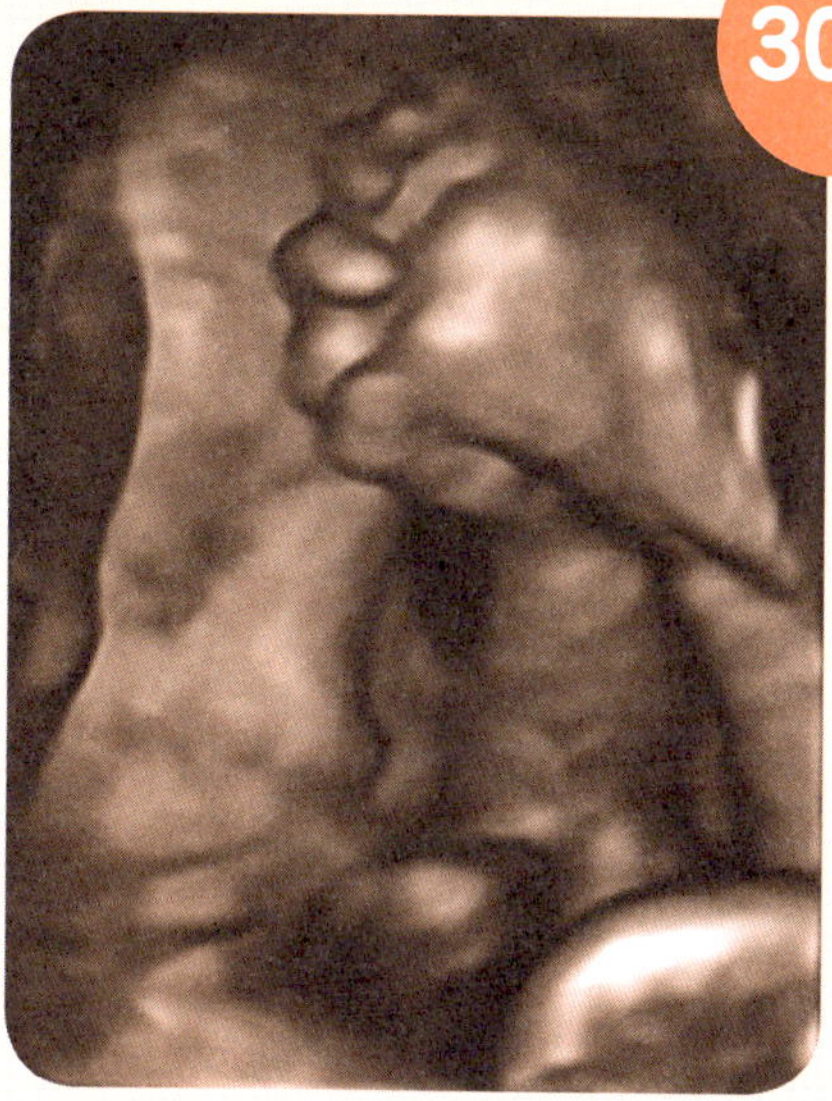

31週

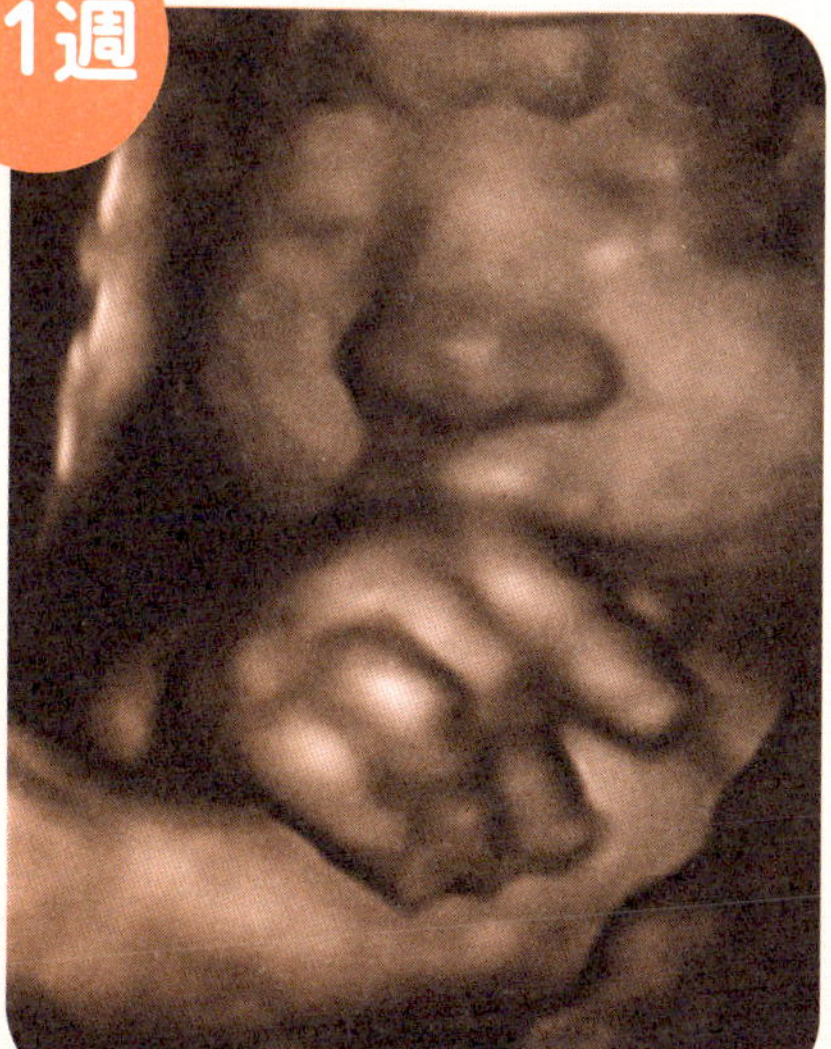

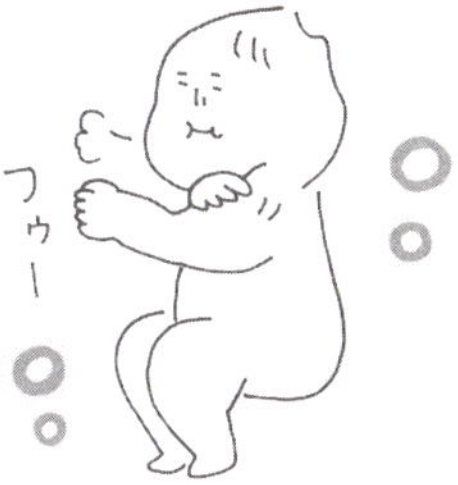

二の腕をモミモミ
よく運動したあとは
マッサージでクールダウン

たくさん動いて、たくさん眠るのが赤ちゃんのしごと。筋肉をマッサージして、疲れをいやしているみたいですね。

何をしているところなのか」とたずねるわけにはいきませんから、マッサージしているとか、もんでいるというのは、あくまでも見ている側の解釈にすぎません。

しかし、それほど的はずれの解釈ではないだろうとも思っています。

なぜなら、お腹の中で、生まれてからの生活に備えてさまざまなトレーニングをしている赤ちゃんは、疲れることもあるだろうと考えられるからです。

小さな子どもたちを見ていると、活発に遊びまわったりしたあとは、疲れきってしまって、パタッと寝てしまうことがあります。「疲れを知らない子どものように」という歌詞が出てくる歌がありましたが、子どもだってちゃんと疲れるのです。お母さんが夜、よく眠れないというくらいお腹の赤ちゃんが活発に動いていれば、当然疲れるでしょう。

大人の場合、疲れるといっても、肉体的な疲労だけでなく、頭を使ったりして精神的に疲労することもよくあります。肉体的にはさほど疲労していないのに、精神的な疲労が激しいといったように、肉体と精神の疲労がアンバランスだと、眠ろうとしてもなかなか眠れなかったりします。それに対して、昼間、体をよく動かした日などは快適な睡眠が得やすいことは、多くの人が経験していることでしょう。

子どもも同じです。活発に動きまわる子ほど、夜はぐっすりと眠ります。

疲れるほどによく育つ

睡眠は、疲労を回復するための休息であると同時に、学習の時間でもあるといわれています。

寝ているあいだに、脳は昼間経験したさまざまな記憶を整理していると考えられています。これによって忘れられてしまう記憶も出てきますが、脳を効率よく使うためには、こうした整理の作業が必要なのでしょう。

また、睡眠中には成長ホルモンが分泌されます。「寝る子は育つ」で、睡眠中に子どもの体は成長するのです。

ですから、逆にいえば、よく寝るために、すなわち寝る子は育つためにも子どもは昼間、活発に動きまわって疲れるようにしているともいえます。

お腹の赤ちゃんについても、おそらく同じようなことがいえるでしょう。

ですから、赤ちゃんが筋肉の疲れなどを感じて、足裏をマッサージしたり、肩や二の腕をもんでいると考えても、それほど不自然ではないのではないでしょうか。

とにかく、お腹の中で赤ちゃんは20分ごとに寝たり、起きたりをくり返しながら、ぐんぐんと成長していくのです。

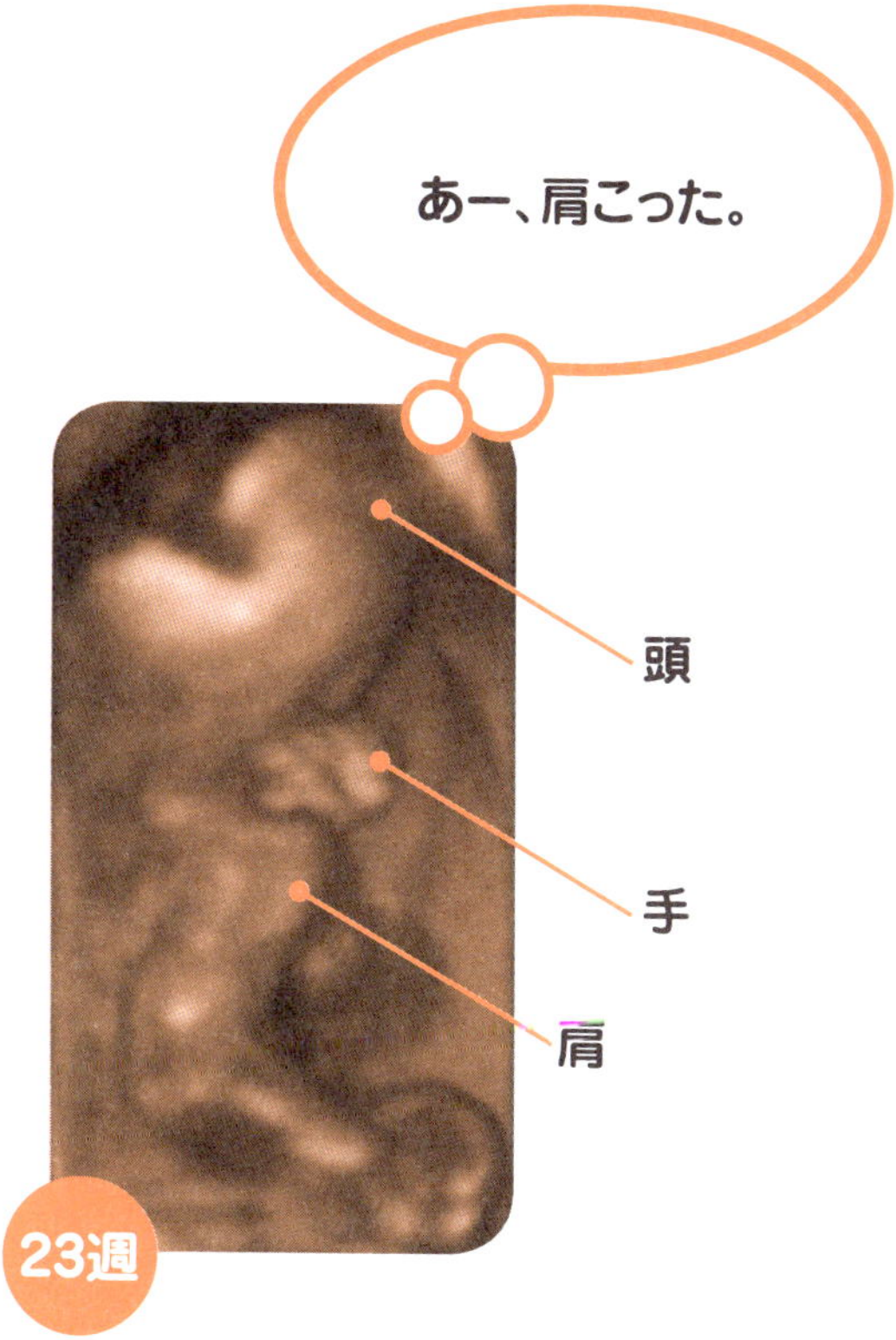

ヨガの達人

赤ちゃんの体は、こんなに柔らかい

赤ちゃんが、足を顔や頭のところまでもってきている姿をよく見かけます。膝が胸のところにくっつくくらい、深く前屈している姿勢をとっていることもあります。

4Dエコーの画像に、そんな赤ちゃんの姿が映し出されると、「苦しくないのかしら」と心配するお母さんもいます。

妊娠も後期になってくると、赤ちゃんも大きくなってくるので相対的に子宮という部屋もどんどん狭くなっていきます。まだ体が小さかったころは、飛んだり跳ねたり、宇宙遊泳さながらの動きができるくらい広かったのもどこへやら、室内が狭くなってくると、体をのばすこともできなくなってきます。

しかし、だからといって赤ちゃんが苦しい思いをしているわけではありません。赤ちゃんは、まるでヨガの達人のように、体が柔軟です。膝と胸がくっつくくらいのポーズをとっていても、とくに苦しいということはないはずです。なお、この姿勢から膝を曲げれば、いわゆる体育座りの体勢になります。

このように、ヨガの達人のような体の動きができるのですから、お腹の中で赤ちゃんは悟りを開いているのかもしれません。ただし、その悟りは、外の世界の空気にふれると忘れてしまうのではないでしょうか。

そんなふうに考えたくなるほど、赤ちゃんの体は柔軟です。大人だったらむずかしくて、とうていできないようなポーズも、無理なくとることができるのです。

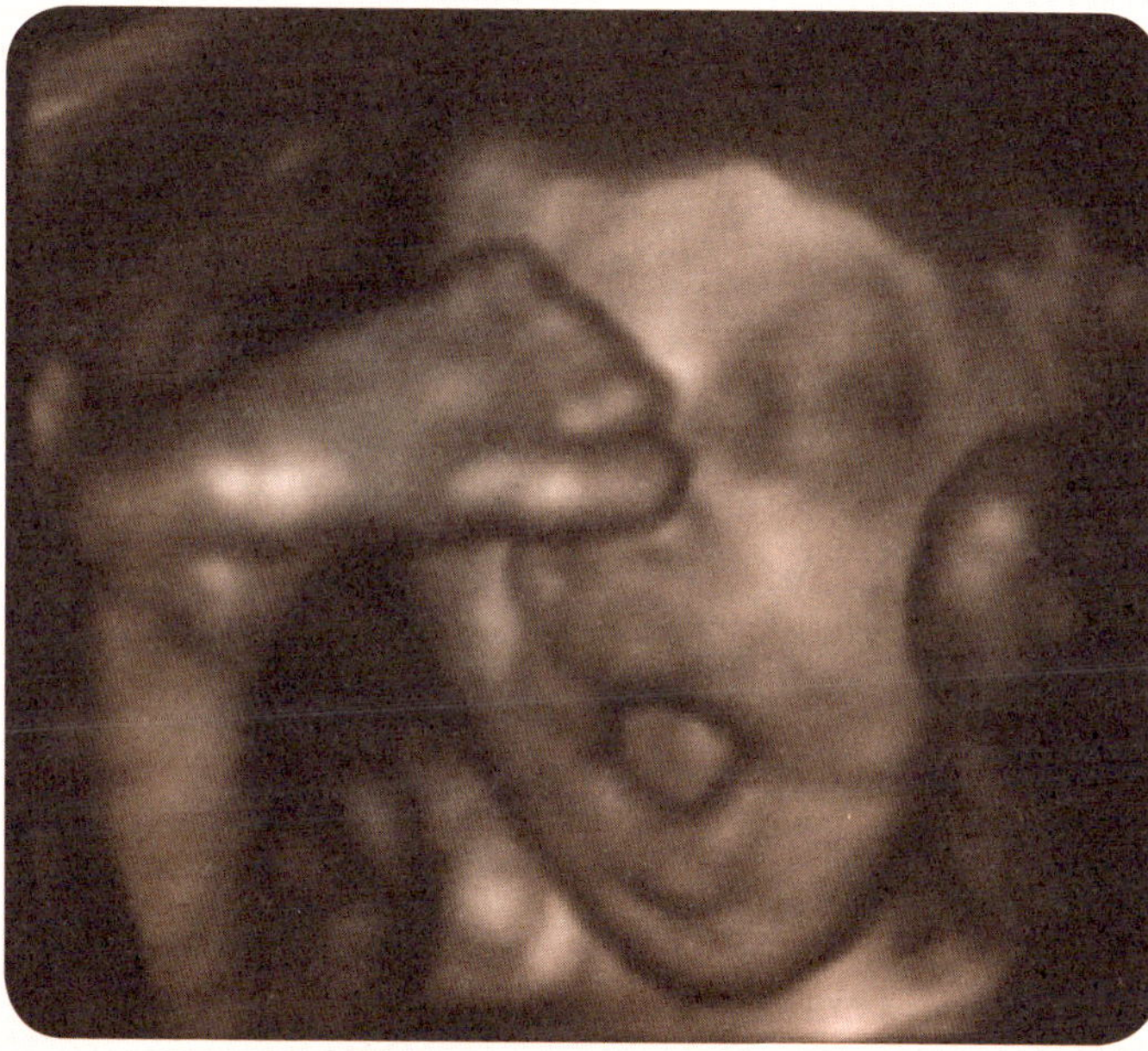

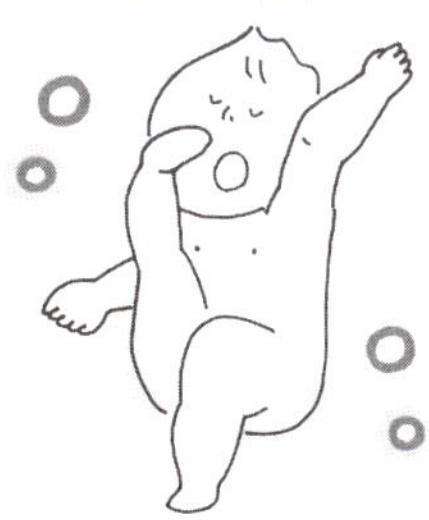

足で鼻にタッチ！
ヨガの達人、
赤ちゃんには朝飯前です

赤ちゃんの体はおどろくほど柔軟です。足で鼻をかいているのでしょうか。あくびをしながら、余裕のポーズです。

赤ちゃんは、お腹の中で逆立ち状態

ご存じのとおり、お腹の赤ちゃんは、頭を下にして逆立ちの状態になっています。

大人にしてみれば、逆立ちをするには、ある程度の訓練が必要ですし、長時間逆立ち状態をつづけていると、頭に血液が下がってきてうっ血状態になり、たいへん危険です。

しかし、羊水の中に浮かんでいる赤ちゃんにとっては、逆立ちはむずかしいことでも、危険なことでもありません。

また、出産で外の世界に出ていくとき、体の中でいちばん大きな頭を先にして出ていくのが、いちばん安全でらくでもあるので、お腹の赤ちゃんが頭を下にしている状態は正常な状態なのです。

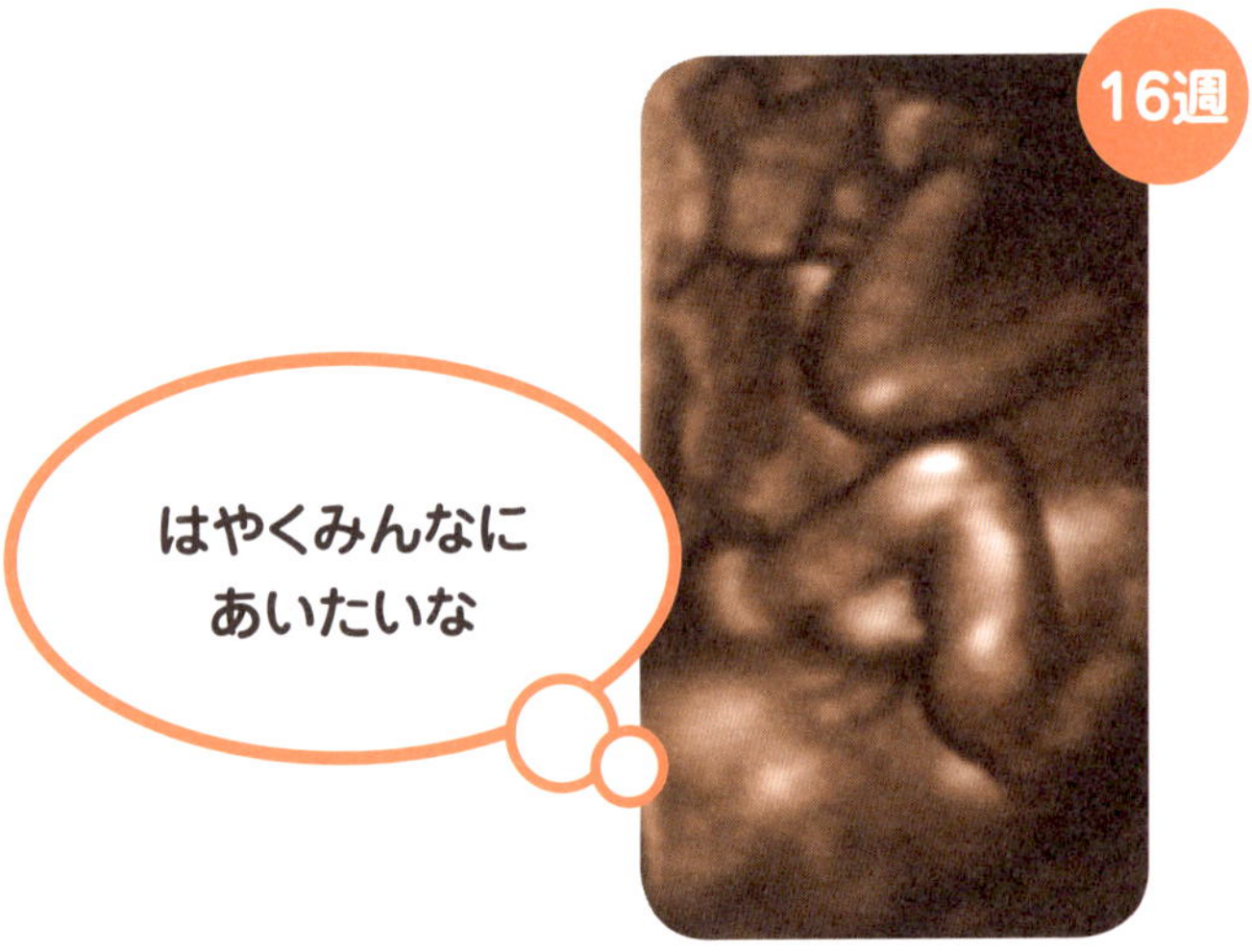

3章

遊ぶ・くつろぐ

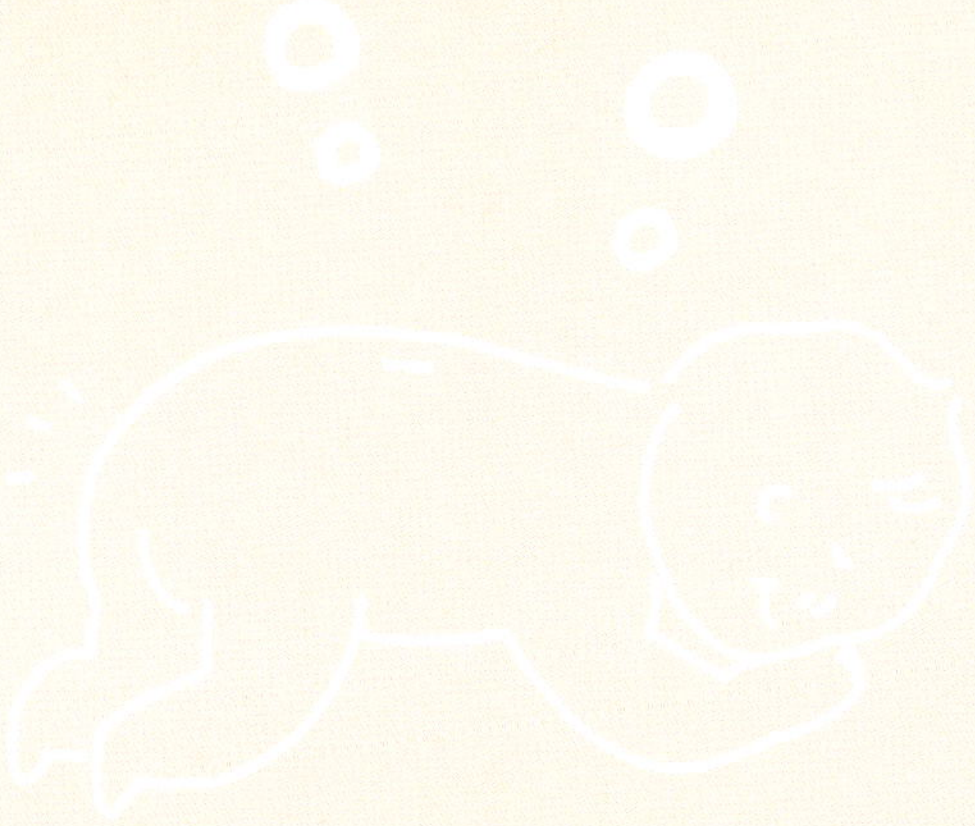

へその緒で遊ぶ

へその緒は、もっとも身近な遊び道具

「子どもは遊びの天才だ」といいますが、お母さんのお腹の中にいるときも、赤ちゃんは遊ぶのでしょうか。その答えは、イエスです。お腹の中にいるときから、赤ちゃんは遊んでいるのです。

「おもちゃもないのに、どうやって遊ぶのか」と不思議に思うかもしれませんか、〝遊びの天才〟は、おもちゃがなくても、遊ぶのに不自由しません。小さな子を見ていると、たとえば木の切れ端を見つけると、上から落としてみたり、それで床をたたいてみたりと、さまざまな遊び方をして楽しんでいます。身近にあるものは、なんでもおもちゃになるのです。

お腹の中の赤ちゃんにとって、格好の遊び道具になっているのがへその緒です。

赤ちゃんは、へその緒を握ったりして遊んでいます。ただ、へその緒をあまり強く握ると、酸素が自分に届かなくなって苦しくなりますから、そのときには手を離します。お腹の中にいるうちから、赤ちゃんの握力はけっこう強いのです。

また、へその緒を引っ張ったり、へその緒に腕をからめて遊んだりもしています。

次ページの写真で、黒っぽい紐のように見えるのがへその緒です。右手でへその緒を握り、左手をへその緒の上にのせているのがおわかりになるでしょう。これも赤ちゃんにとっては遊びなのです。

へその緒を握ったりすることが、なぜ遊びといえるのか。じつは、これは胎内記憶と関係しています。

すこしまとまった話ができるようになった3～4歳児が話す胎内記憶は、まことに興味深いものがあ

28週

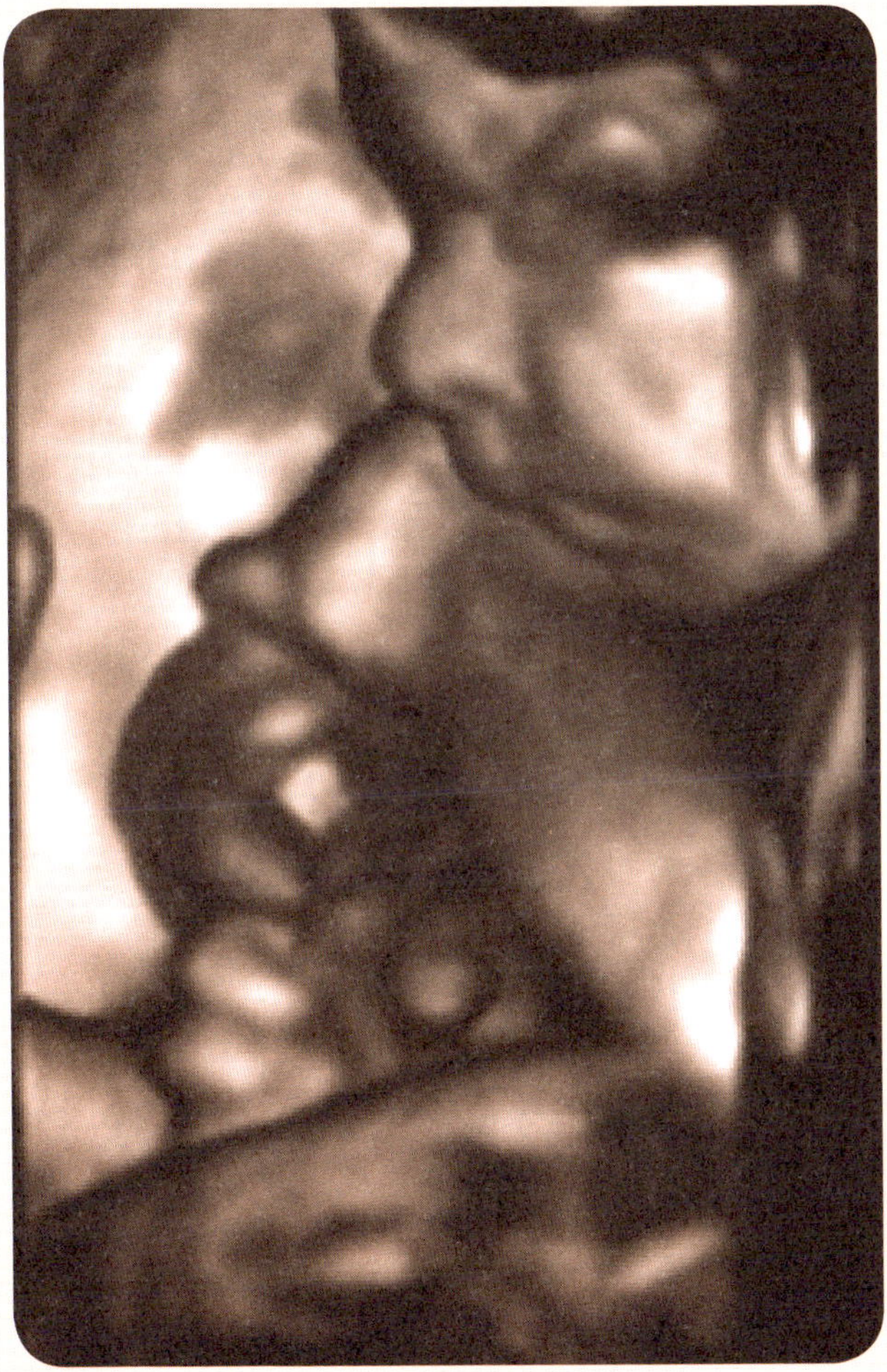

赤ちゃんとお母さんをつなぐ
へその緒は赤ちゃんの
おもちゃとしても活躍します

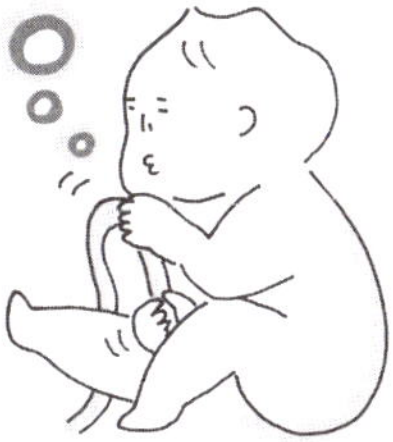

ぎゅっと大切そうにつかんでいるのは「へその緒」です。ここから栄養や酸素が赤ちゃんに届けられます。あまりぎゅっとにぎったら、苦しくなっちゃうよ。

ります。

この胎内記憶で語られる内容として、「おもちゃで遊んでいた」「何かで遊んでいた」というものが少なくありません。

もちろん、お腹の中にはおもちゃなどはありません。しかし、だからといって、子どもがありもしない作り話をしている、と決めつけるのは早計というものでしょう。3〜4歳児は、まだまだボキャブラリーも表現力も乏しいのです。へその緒という言葉を知らないため、自分がよく知っているおもちゃという言葉で代用したのではないかと考えられます。

「何かで遊んでいた」というのも同様で、おそらくへその緒や足などをさしているのではないかと思われます。少なくとも、4Dエコーで赤ちゃんの様子を観察していると、そう考えざるをえないのです。

お腹の中で、赤ちゃんが遊んでいることは、まず間違いのないことでしょう。ですから、4Dエコーでへその緒をいじっている赤ちゃんを見ると、「あっ、遊んでるな」と思うのです。

お腹にいるときから、赤ちゃんは遊ぶ

お腹の中で赤ちゃんはじつにさまざまなことをしています。その多くは、これまでにもお話ししてきたように、おそらく、外の世界に出て生きていくために必要な能力を養ううえで役に立っていると思われます。

では、へその緒で遊ぶことは？

なんとも言えませんが、胎内記憶でも「遊んだ」と表現されているところをみると、「遊び」として、ほかのさまざまな行動とは区別してとらえているようにも思えます。

赤ちゃんにも気晴らしが必要なのかもしれません。お腹の中は、環境も一定していますし、かぎられた空間の中ですから、退屈することがまったくないとはいえません。そんなときに、赤ちゃんは遊ぶのでしょうか。ただ、生まれてから幼い子どもが、遊びを通じてさまざまな能力を養っていくように、そ

うした遊びも、赤ちゃんの成長に役立っているとも考えられます。

へその緒が首に巻いていても心配ない

へその緒については、「首に巻いていませんか」と、お母さんから心配そうに聞かれることがよくあります。しかし、仮に首に巻かれていても大丈夫です。それだけで帝王切開になることはありません。多くの赤ちゃんは、首や体にへその緒を巻きながらも、産道を通って無事に生まれてきます。

また、首にへその緒が巻いているとエコーで診断しても、生まれてきたときには巻かれていなかったこともたくさんあります。赤ちゃんが回転して首にへその緒が巻きついたのであれば、逆に回転すればほどけることになります。

分娩の途中で、赤ちゃんが苦しくなっている兆候が分娩監視装置で見られた場合、緊急帝王切開や鉗子分娩、吸引分娩になることがあります。そのときに、「へその緒が首に巻かれていたので苦しかったんですね」という話が出ることがあります。

そんな話が広まって、首にへその緒が巻きついていたら出産のときにたいへんだ、とお母さんがたが不安に感じるようになったのでしょう。

しかし、帝王切開や鉗子分娩、吸引分娩で生まれてきても、首にへその緒が巻かれていない場合も数多くあります。

ですから、妊婦健診などで、首にへその緒が巻いているといわれても、心配しないでください。お母さんが心配したり不安になるほうが、むしろ、赤ちゃんには悪い影響をもたらすことになりやすいからです。

12週

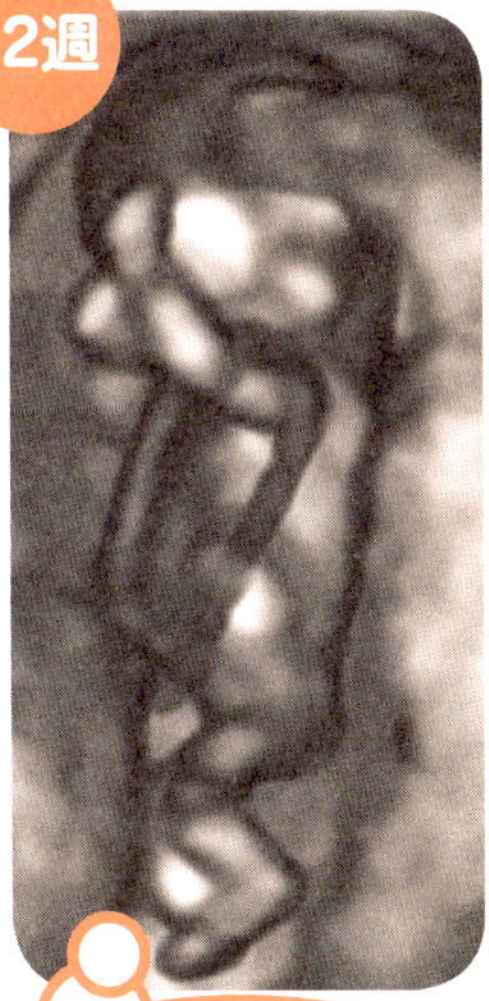

腕にグルグルしちゃう

赤ちゃんの手相

赤ちゃんの手相は、何を示しているのか

赤ちゃんの手にご注目ください。手のひらの筋が見えます。細かいところまではわかりませんが、いわゆる手相が見てとれます。お腹の中にいるときから、赤ちゃんの手相はできあがっているのです。

というと、「手相が見えると、何かわかることがあるのか」という質問が返ってきそうです。もちろん、私は手相を見て占うなどといったことはしていませせん。胎内記憶のような不思議な現象には興味がありますが、占いのようなものにはあまり関心がないのです。4Dエコーの画像でお腹の赤ちゃんを見るのも、赤ちゃんの健康を守り、かつ、お母さんと赤ちゃんの心の絆を結ぶためであり、また、妊娠・出産を通して、生命の神秘の一端にふれたい、と思うからです。

じつは、お腹の赤ちゃんの手相については、某テレビ番組で手相が取り上げられ、いつから手相はできているのかという問い合わせがあったことがあります。それまでは、赤ちゃんの手相のことなど考えたこともなかったのですが、あらためて、それまでの4Dエコーの画像データを見直してみると、手相が映った画像がいくつも見つかりました。

そこで、番組の中で、4Dエコーに映った赤ちゃんの手相をお見せして、コメントさせていただいた、というわけです。

4Dエコーの画像には、お腹の赤ちゃんについてのさまざまな情報が盛り込まれています。もしかしたら、この手相のように、私が見逃している情報がたくさんあるかもしれません。4Dエコーは、お腹

30週

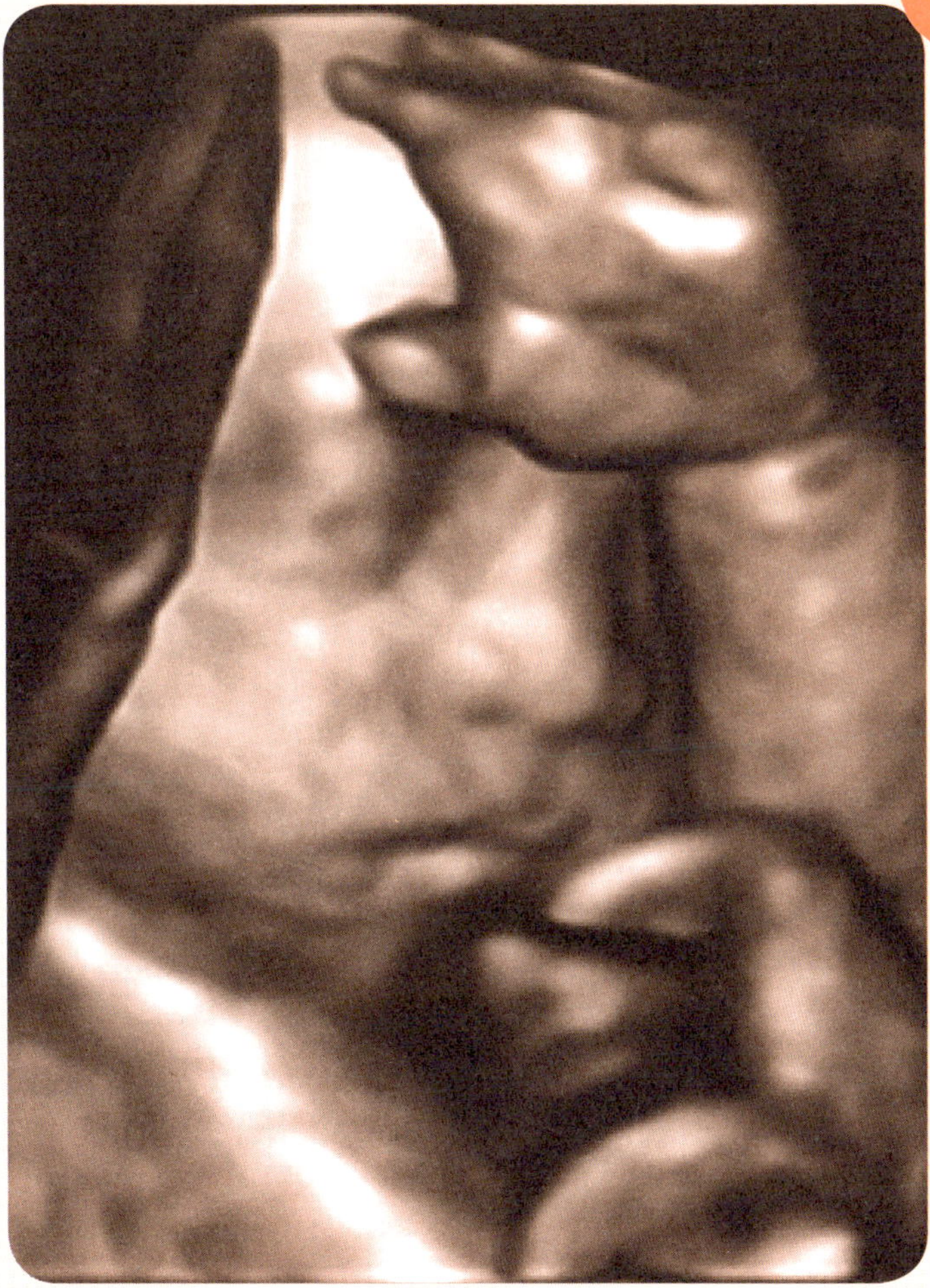

赤ちゃんの手に注目!
生命線がちゃんと見えます

いわゆる生命線は、親指を動かすことでできる手の折りじわです。手をよく動かすことで脳の成長がうながされます。生命線は、赤ちゃんがよく動いているという生命力のあかしなのかもしれません。

の赤ちゃんについて知る情報の宝庫なのだと、あらためて感じたものです。

お腹の赤ちゃんがよく手を動かす理由

さて、手相の主な3本の線は、多くのかたがご存じのように、生命線、頭脳線、感情線です。お腹の赤ちゃんの手相にも、この3本の線が刻まれていますが、生命線は、親指を中心とする関節の動きに対する手のひらの折りじわにあたります。同様に、頭脳線は、人さし指と中指の動きに対する手のひらの折りじわ、感情線は、薬指と小指の動きに対する手のひらの折りじわに相当します。手を握ったり開いたり、指を曲げたり、動かしたりと、手を動かすことによって、こうした折り皺ができます。

ですから、お腹の赤ちゃんに手相ができているということは、手や指をよく動かしているということにほかなりません。

こうした手や指の動きは、いうまでもなく、脳の働きによります。手や指にかぎらず、全身の動きや働きをつかさどっているのが脳です。

その脳からの指令によって、赤ちゃんは手をしきりに動かすのですが、逆にいえば、手や体を動かすことによって脳に刺激を与え、脳を含めた体全体の発育を促していると考えられます。

赤ちゃんの脳にも刺激が必要

お腹の赤ちゃんが、手をしきりに動かすことで脳も発育していくことは、脳（大脳皮質）で手や指の動きにかかわっている部分が、かなり広い範囲にわたっていることからも、十分に考えられます。その範囲は、足などよりはずっと広いのです。ですから、手をよく動かせば、効率的に脳を刺激することができる、ということもいえるでしょう。

生まれてきてからも、脳はさまざまな刺激を受けることで活性化され、発達していきます。

かなり以前のことですが、乳児院で赤ちゃんを白い壁の部屋のベッドに寝かせ、世話も最低限のことを義務的に行っていたところ、ふつうの子よりも発達が遅れた、という話があります。おもちゃもなく、壁にかかる絵もなく、音楽もなく、やさしく語りかけてくれる人もいなかった赤ちゃんたちは、受ける刺激が乏しかったため、発育が遅れてしまったと考えられるのです。

　私たち大人の場合でも、何もない静かな部屋にいたりすると、頭がぼーっとしたり、眠くなったりします。刺激が乏しいと脳もあまり働かなくなり、意識レベルも低下するわけです。また、刺激があっても、その刺激が変化せず、同じような状態でつづくと、脳は刺激に慣れてしまって刺激がないのと同じような状態になってしまいます。学生時代、ぼそぼそ声で話をする先生の講義で眠くなった人はいませんか。あれも、同じような刺激がつづくので、脳の活動もダウンしてしまっていたわけです。

　赤ちゃんのいる子宮の中は、意外に変化に乏しい環境です。お母さんの心音などはいつも聞こえてくるので、赤ちゃんもその音に慣れてしまっているでしょうし、明暗や温度などの変化もほとんどありません。ですから、赤ちゃんは自分の手を動かすことで、脳を一生懸命に刺激しているのでしょう。

　そして、赤ちゃんの手のひらに刻まれた手相は、赤ちゃんが順調に発育していることを示す証拠でもあるのです。

ぼくの手も見て！

32週

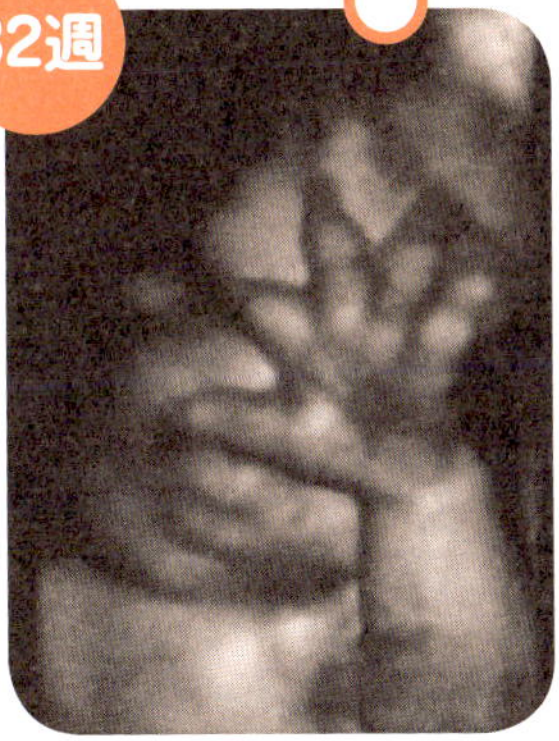

27週

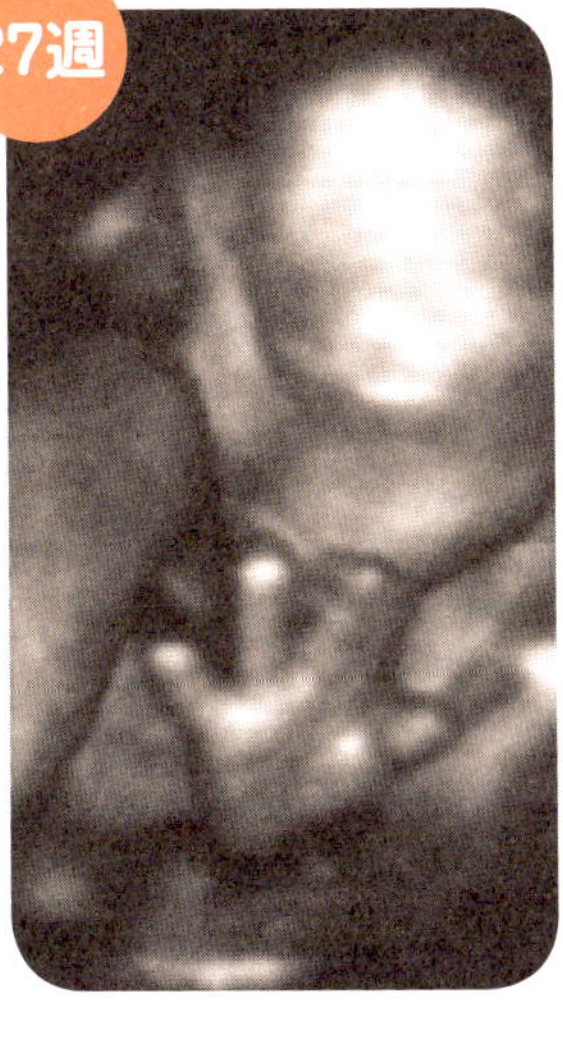

考える・すいません

赤ちゃんも考える!?

「何を考えているのだろうか」

そんなふうに思えるポーズや表情を、お腹の赤ちゃんがすることがあります。

お腹の赤ちゃんが何かを考えるなんて、そんなことはありえないと思う人が多いことでしょう。しかし、お母さんが感じることはちょっとちがうのです。

たとえば、生まれてきたときのために赤ちゃんの服を買うのに、お腹の赤ちゃんと相談するお母さんがいます。赤ちゃんに、「この服ならいい？」とたずねると、もし答えがイエスなら、お母さんのお腹をキックします。もしノーなら、反応しません。これは、そのお母さんからうかがった話です。

赤ちゃんも迷うことがあるのでしょうか。よく哲学的命題を考えているようなポーズをとります。おそらく、なんらかの悟りというか、伝えたいことがあるのでしょうが、それをいかに伝えようかと考えているように思われます（ほとんどの人は、生まれて大きくなると、そのことを忘れてしまいますが）。

あるいは、お父さんとお母さんの会話を聞きながら、今晩の夕食を想像しているのかもしれません。

バカバカしいと思えるかもしれませんが、そんなふうに考えてみると、〝考える人〟風の赤ちゃんを見ているのが楽しいですし、私がこれまでに多くのお母さんからうかがってきた胎内記憶の話に照らし合わせてみても、まんざら根拠のない推測ではない、と思えるのです。

また、お母さんがいろいろ悩んでいれば、お腹の赤ちゃんもいっしょに悩むことになるでしょう。お

26週

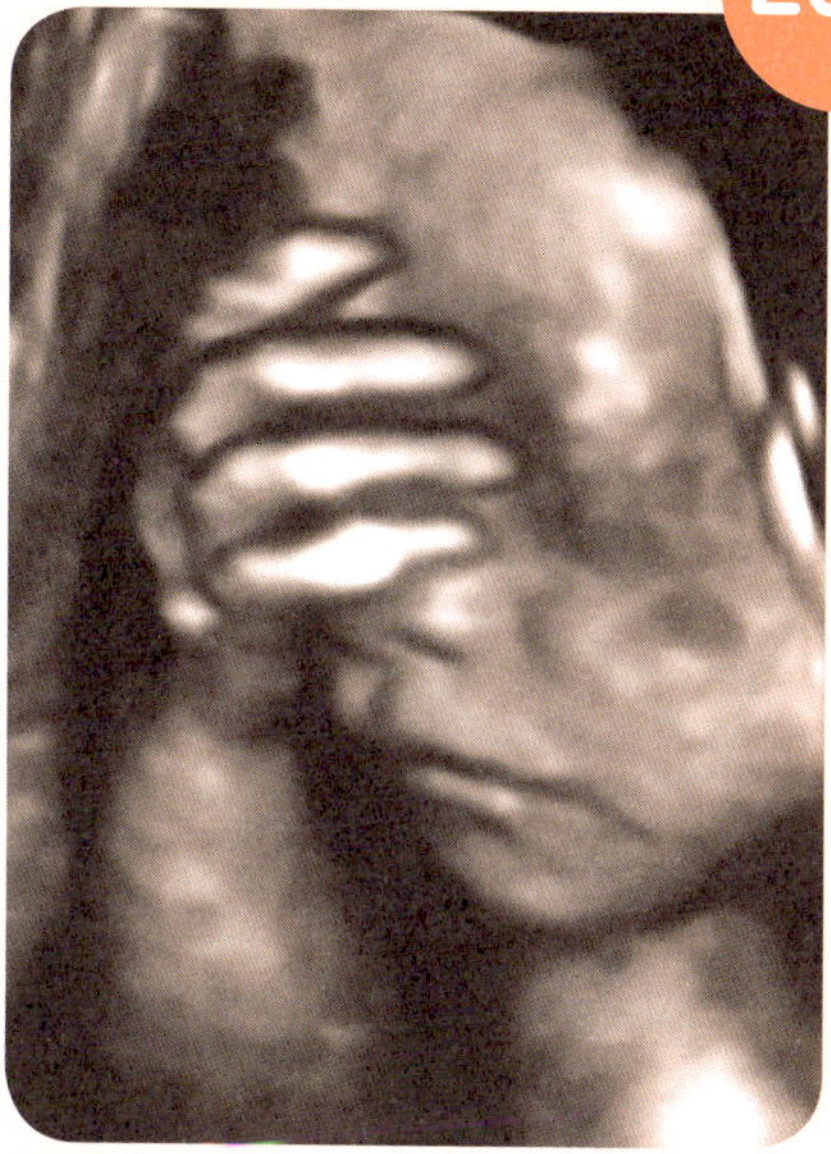

「う〜ん、どうしよう」
シリアスな表情の
赤ちゃんです

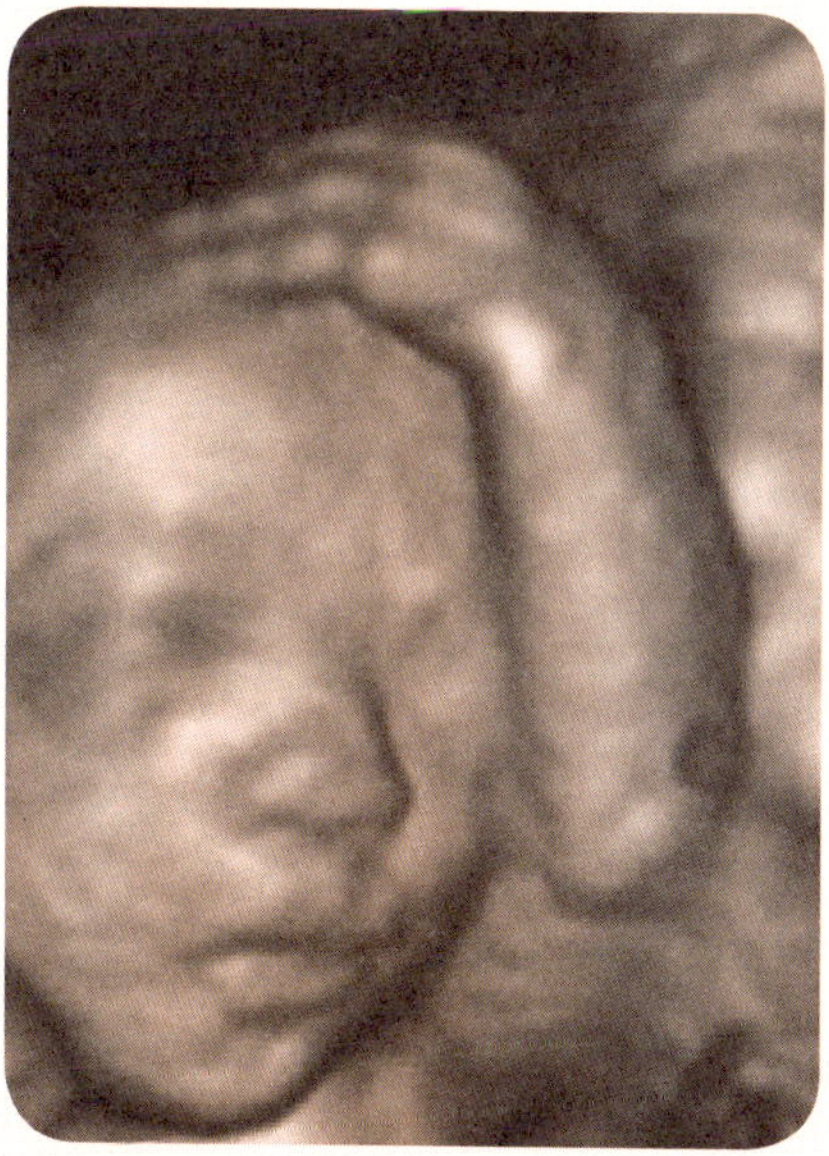

「どうも、すみません」
赤ちゃんだって
反省します

赤ちゃんが何か思い悩んでいるように見えます。お母さんにナイショで悪いことをしてしまったのでしょうか。お腹の中の赤ちゃんは毎日、何を考えているんでしょうね。

母さんのストレスホルモンが、血液を通じて赤ちゃんにも伝わってしまうからです。お母さんが楽しければ、快楽ホルモンが分泌され、赤ちゃんにも伝わって、赤ちゃんも楽しくなるでしょう。

赤ちゃんのポーズは、何かを伝えているのか

あるいは、赤ちゃんが頭の上に手をおいて、まるで「すいません」と言っているかのようなポーズをとることがあります。

ボディランゲージというのがあります。たとえば犬を例にとれば、喜んだときは尾を激しく振ったり、飼い主から厳しく叱られると尾を力なくたらしたりして、その感情を表現します。

ヒトの場合も、コミュニケーションをとるとき、言葉だけでなく、無意識のうちに、身振りやしぐさや表情、あるいは声の調子など、体でもさまざまなメッセージを発しています。たとえば、相手の話をよく聞こうとすると、身をのりだして相手との距離をつめたりしますが、逆に相手の話を聞きたくないときは、相手とのあいだに距離をおいたり、視線をそらしたりして、相手を拒否していることを示したりするのです。

こうしたボディランゲージは、お互いに無意識に発したり、感じ取ったりしていますが、それが意味するところがはっきり決まっているわけでないので、ときには読み間違えて失敗することもあります。しかし、ときには、言葉以上に雄弁にホンネを物語ることもあり、コミュニケーションでは重要な役割をはたしていることは確かです。

お腹の赤ちゃんが見せてくれる「すいません」のようなポーズも、もしかしたら、こうしたボディランゲージとなんらかの関わりがあるのではないか、と思いたくなってしまうのです。

赤ちゃんの脳はどうなっている?

そう思って赤ちゃんを見ると、なんとなく申しわ

けなさそうにも見えます。お母さんのお腹を蹴りすぎてしまった、とでもいうのでしょうか。

あるいは、たんに頭の上がかゆくて、そこに手がいっただけなのかもしれません。

お腹の赤ちゃんについては、解明されていない未知の領域がたくさんあります。お腹の赤ちゃんのことどころか、ヒト自身についてもわかっていないことが多いのです。その典型が脳です。

最近は、脳の血流量を調べる検査装置の開発などが進み、脳のどの部分でどのような思考をしているのかということもすこしずつ明らかになっています。

しかし、脳のハード面はともかく、突然アイデアがひらめいたりするようなソフト面では、脳はまだまだブラックボックスだといってもいいでしょう。

４Ｄエコーでお腹の赤ちゃんを見ていると、今の科学ではわかっていないことがほんとうに多い、とつくづく感じます。

はたして赤ちゃんは、何かを考えたりしているのでしょうか。お腹の赤ちゃんの脳は、いったいどうなっていて、どう働いているのでしょうか。もしかしたら、大人の思考法とは異なるかたちで、何か思うところがあるのかもしれません。

32週

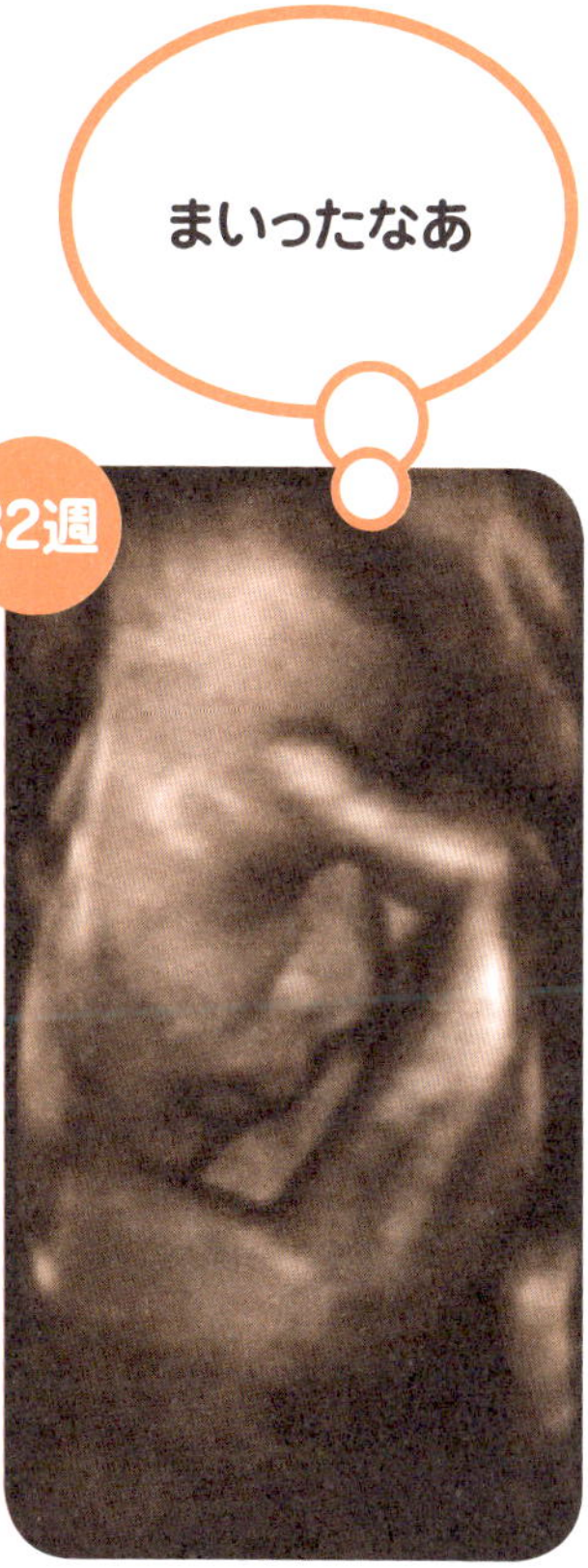

27週

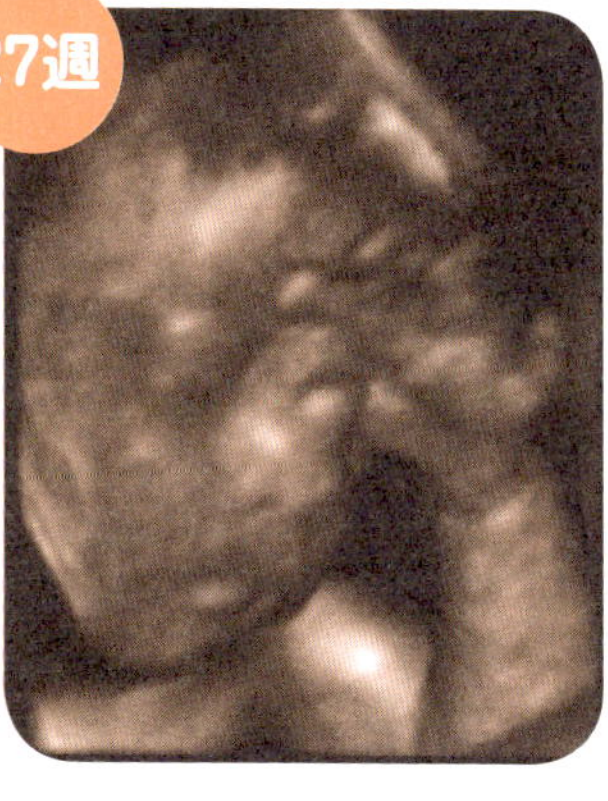

こまやかな指の動き

赤ちゃんの指に注目

4Dエコーの画像で赤ちゃんを見るとき、よくお母さんから「指は5本ありますか」と聞かれます。赤ちゃんは、よく顔の前に手をもってきていて、とても器用に動かします。握っているときもありますが、見えるときにはしっかり、5本の指を数えることができます。

この質問は、生まれた直後にもよく出ます。そして指が5本あると、みなさん、安心されるようです。医療サイドとしては、指の数ももちろんだいじですが、生まれた赤ちゃんが元気に呼吸して、色つやがいいことがもっとも気になるところです。実際、指の数に異常がある赤ちゃんには、まったくといっていいほど経験したことはありません。

4Dエコーで見ていて、赤ちゃんの手で私が注目するのは、そのこまやかな動きです。

赤ちゃんは、両手を自由に動かし、両手の指をからめたり、ひじょうに早く、こまやかに指を動かしています。その動きはじつに多彩です。

左の写真では指笛のポーズをしています。人さし指と親指でリングをつくるとOKサインになりますが、これを口もとにもってくると、あたかも指笛を吹いているかのように見えます。

赤ちゃんは、ピースサインも得意技

また、赤ちゃんは、指をじつに器用につかって、いろいろなかたちを作ります。

たとえば、ピースサインもします。OKサインや、

25週

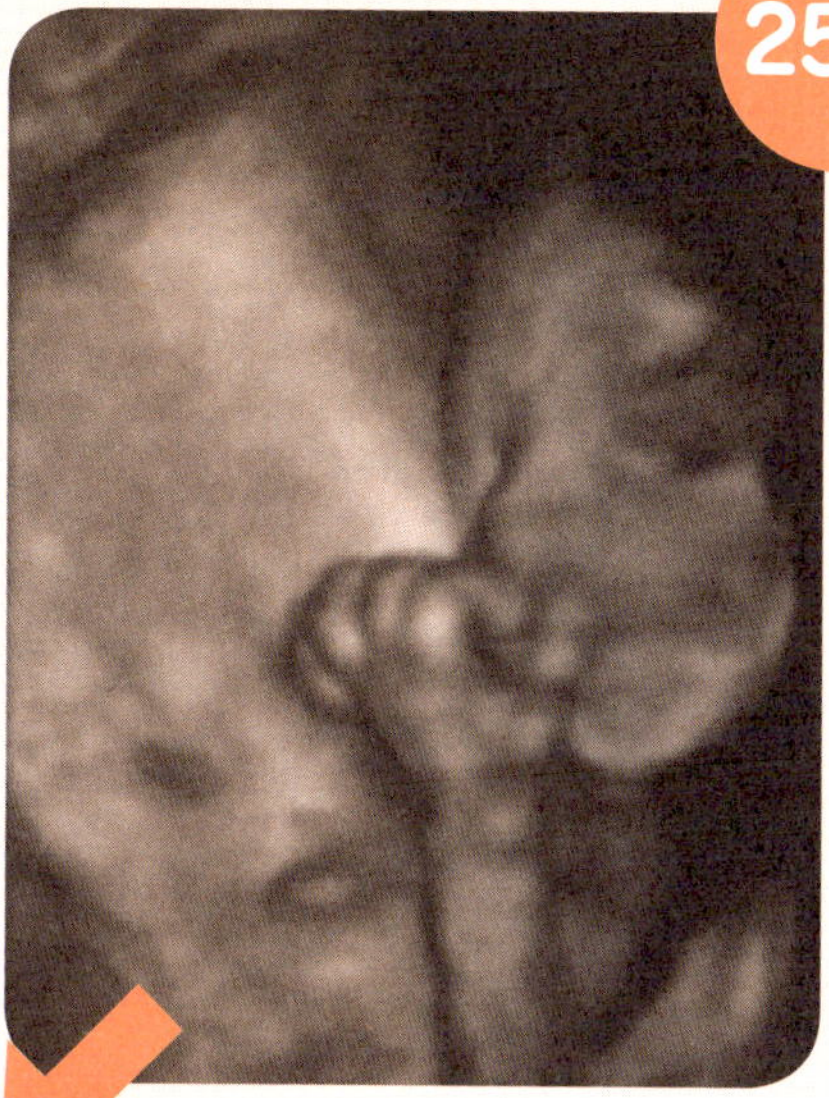

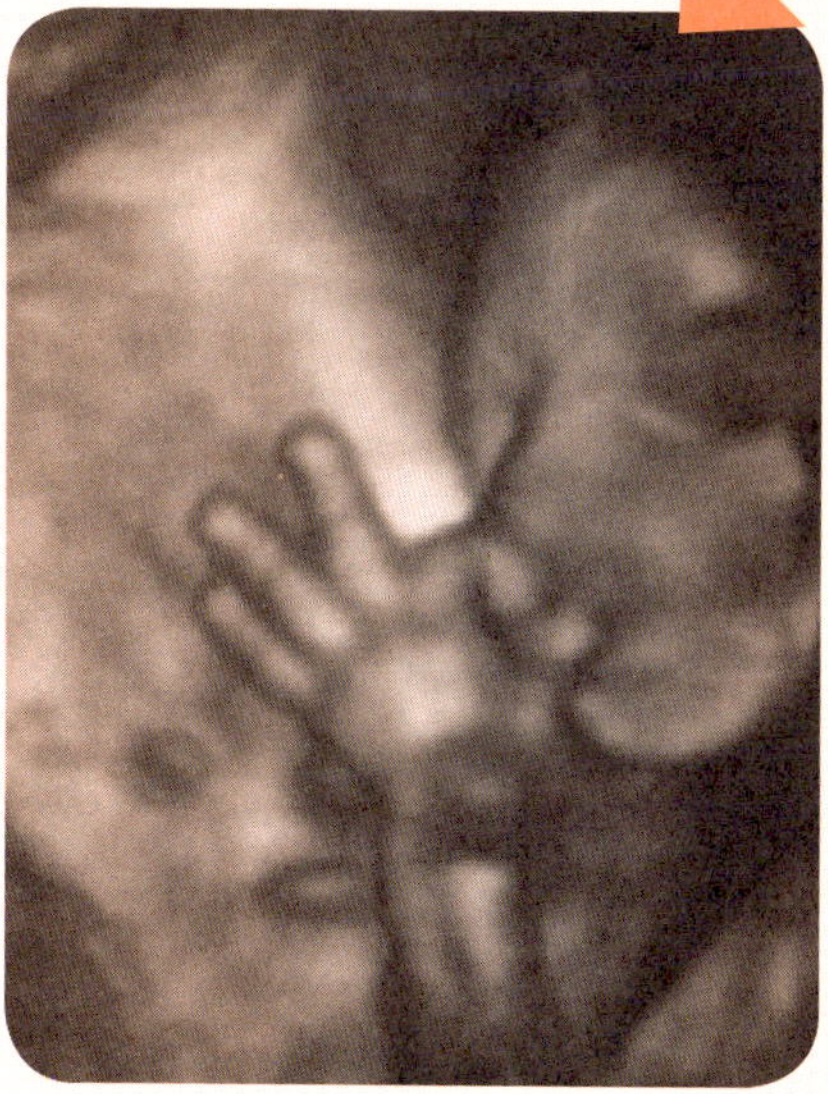

グーから指がぱっと開きました
指笛のポーズをとってくれました

赤ちゃんの指の動きはじつに繊細です。口に手を持ってきて指笛のポーズをしているみたいです。エコーで見ていると、赤ちゃんは指でいろんなサインを送ってくれます。

1番というサイン、「グワシ」（楳図かずおの漫画「まことちゃん」から生まれた指サイン）のポーズもします。きどって小指を立てることもあります。大人顔負けの指サインを出しているのです。

おでこにデコピンしたりもします。

タバコを吸うようなしぐさもします。これは、お母さんにタバコを吸わないで、というサインでしょうか。タバコの害は広く知られるようになっていますが、とくに妊娠時のお母さんの喫煙は、赤ちゃんにも大きな悪影響をもたらします。子どもは親の真似をしますから、タバコを吸うようなしぐさは、お母さんの喫煙に対して、赤ちゃんが不快感を感じている、という表れではないでしょうか。

あるいは、顔を洗うように両手で顔をこすったりします。体のあちこちもさわります。オマタをさわったり、オチンチンをさわったりもします。また、あたかも自分の脈をとるかのように、自分の手首を握ったりします。手のひらで、子宮の壁や胎盤をさわったり、なでたりすることもあります。

これは、自分や、自分を取り巻く環境をいろいろさわることで、その感触を確かめているのでしょう。暗闇の中で、自分の置かれている位置を確かめたり、何かを探したりするときは、誰もが手さぐりしますが、光が入らず、照明もない子宮の中ですから、いろいろなものを確かめるには、手さぐりがやはり有効な手段なのです。

ヒトの手先の感覚は、たいへんにすぐれています。ちょっとしたちがいも、区別することができます。

たとえば、一枚一枚の紙の厚さ。この本も紙でできていますが、本に使用する紙は、厚さによって何段階にも細かく分かれているそうです。ふつうの人でも、ちょっと厚めの紙と薄めの紙なら、指でさわって区別することができます。そしてすこし訓練をすれば、誰でも微妙な紙の厚さを区別できるようになります。

お腹の赤ちゃんも、いろいろなものをさわることで、手や指先の感覚を訓練しているのでしょう。

指で遊ぶ

ここでご紹介したような細やかな指の動きができるということは、脳や、脳と指を結ぶ神経系の働きもそれだけ発達している、ということです。

たとえばピースサインをするにしても、５本の指をそれぞれに動かして、人さし指と中指は開いて立て、親指と薬指、小指は握るということができなければ、ピースサインはできません。私たちは、ふだんはそうとは意識していませんが、これはかなり複雑な指の動きが必要になってきます。いちいち、５本の指をそれぞれどう動かせばいいのかなどと考えないとピースサインができないとしたら、とてもめんどうなことになってしまうでしょう。

しかし、ピースサインをしようと思えば、あとは脳が５本の指の動きをコントロールして、即座にピースサインをしてみせることができます。

ピアニストが両手の５本の指をみごとに操って演奏することができるのも、訓練によって脳が指の動きを巧みにコントロールすることができるようになるからです。

ですから、赤ちゃんが指でいろいろなサインを示すことができるのも、それだけ脳が発達しているということですが、こうして指でいろいろなかたちをつくるのも、赤ちゃんにとっては、おそらく遊びなのではないでしょうか。

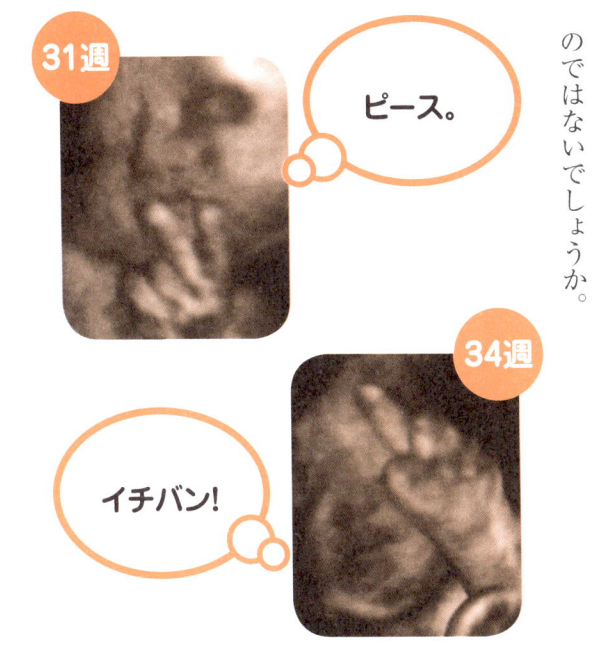

目をこする・鼻をほじる

お腹の赤ちゃんも、かゆいことがある!?

4Dエコーで見ていると、赤ちゃんはよく目をこすったり、鼻をこすったりしています。こうしたしぐさも、自分の体の確認作業の一つなのでしょうか。お母さんからは、よく「かゆいのですか」と聞かれます。赤ちゃんに聞いてみないとわかりませんが、あるいはかゆいのかもしれないと思います。

誰でも、肌に何かがさわっていなくても、かゆいような感覚を感じて、気になってさわったり、こすったりすることがあると思います。赤ちゃんも、何かしら気になる感触を感じているのでしょう。

赤ちゃんは羊水の中にいますが、自分が動けば、羊水も動きますから、その動きを感じるでしょう。また、へその緒も顔の前をただようことがよくあります。こうした動きが、赤ちゃんの顔などに気になる感触を与え、手がそこにいくのかもしれません。

鼻をほじるのは、なぜ?

また、赤ちゃんは、指で鼻の穴をほじったりします。もちろん、お腹にいるときは鼻汁が出たり、鼻がつまることはありません。鼻の中も羊水で満たされていますから、鼻の穴をほじっても何も出てきません。赤ちゃんの鼻が、肺への空気の通り道として、その役目を果たすようになるのは、もちろん生まれてからです。そのとき、空気とともにさまざまなものが鼻の中に入ってきますから、それらのものを体内に入れないように粘膜などで保護します。そうなってはじめて鼻汁なども出てくるわけです。

23週

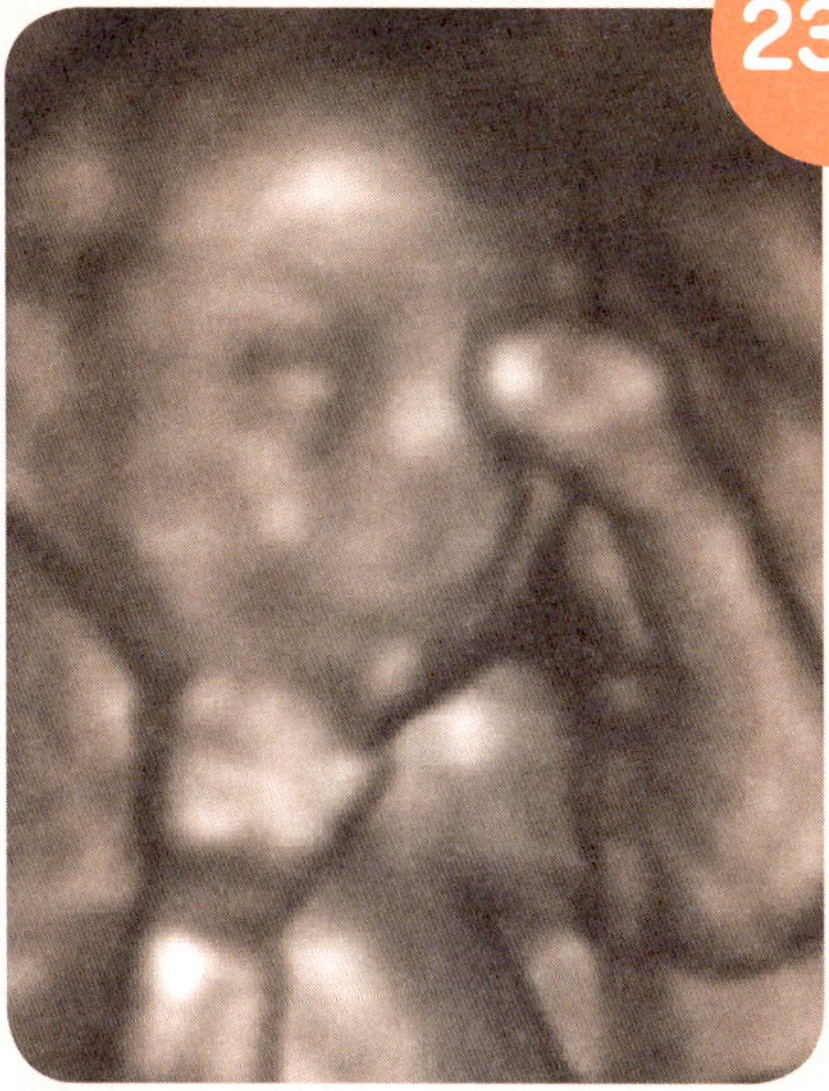

目をゴシゴシ
どうやら
かゆいみたいです

27週

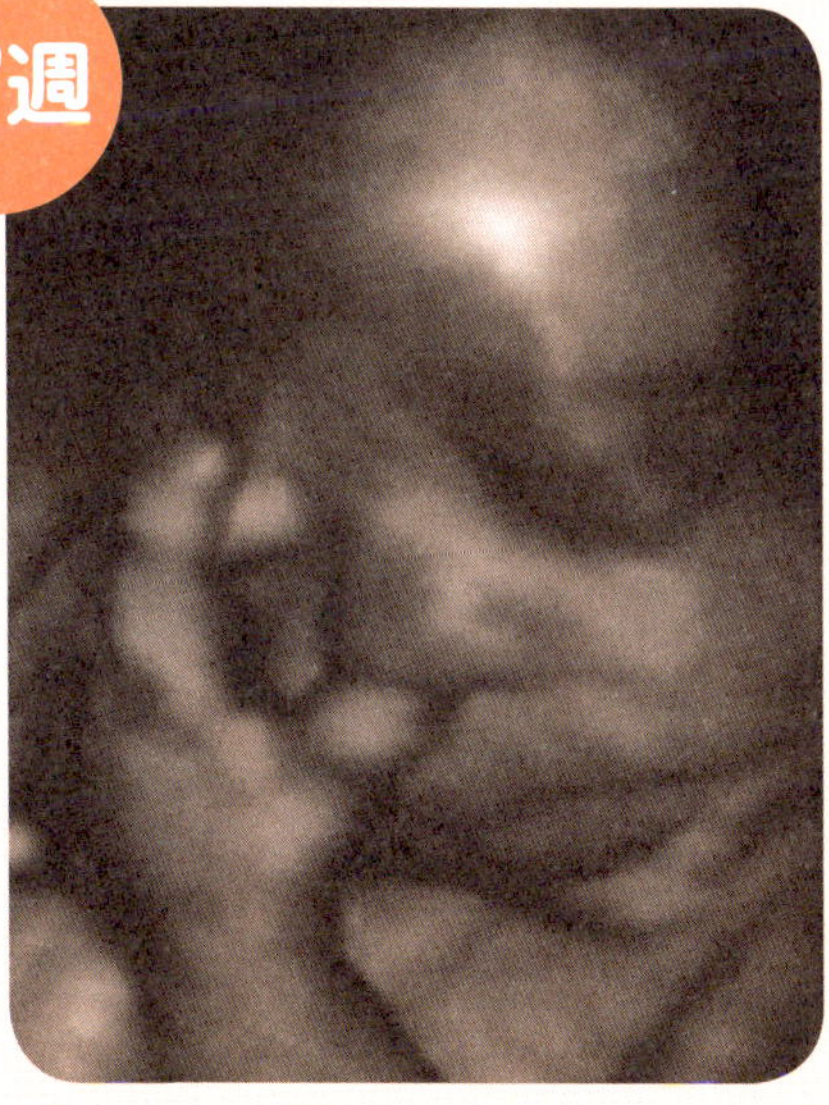

鼻の穴をホジホジ
親指がすっぽり
入ってしまいました

羊水やへその緒の感触がくすぐったいのでしょうか、赤ちゃんはときどき目をこすったり、鼻をかいたりしています。鼻をほじっている様子は、なかなか見られない珍しい光景です。

鼻をほじっている赤ちゃんは、鼻の穴に指を入れるのがおもしろくて、遊んでいるのでしょうか。

でも、人前で堂々とするのはちょっと恥ずかしいかな。といっても、赤ちゃんはまさか4Dエコーで自分のことが見られているとはわかっていないだろうとは思いますが。

おぎゃあ！と生まれてこなくても心配はない

赤ちゃんが誕生するときのことを、よく「おぎゃあと生まれる」といいます。昔は、赤ちゃんが泣かずに生まれてくると、たたくなどして無理やり泣かせたりしたものです。

つまり、おぎゃあと泣くことで、肺に空気が入ってきて、赤ちゃんが呼吸できるようになるので、赤ちゃんが泣いてくれれば安心というわけです。でも、赤ちゃんが泣いてくれないと、ほんとうに心配な状態なのでしょうか。

たしかに、お腹の中にいるときは、赤ちゃんは肺呼吸をしていません。肺の中は羊水で満たされています。しかし、生まれると、赤ちゃんの環境は劇的に変化していきます。赤ちゃんは、肺呼吸に転換します。それがうまくいかないとたいへんですが、仮死状態で生まれてきたならともかく、赤ちゃんが泣かなくても、それほど心配する必要はありません。

ちょっと説明がむずかしくなりますが、生まれてくるとき、肺胞の中が液体から気体に入れ換わります。産道を通って外に出るときに、周囲からの圧力で肺の中にあった羊水がしぼり出され、鼻や口を通じて空気が入ってくるわけです。こうして呼吸を始めることによって、血液中に酸素が取りこまれます。

へその緒へつながる血管も収縮し、へその緒への血流が遮断されます。そのため、へその緒の拍動がなくなります。ただし、生まれた直後は、まだへその緒に拍動があります。

ですから、生まれた直後に赤ちゃんが泣かなくても、へその緒でつながっていれば大丈夫なのです。赤ちゃんがゆっくり呼吸していることがわかれば、すぐにへその緒を切って、赤ちゃんを無理やり泣かせる必要はまったくないのです。

生まれたばかりの赤ちゃんをお母さんに抱いてもらうと、赤ちゃんは気持ちよさそうになります。へその緒を切って落ちついたところで、赤ちゃんをきれいにするために、お母さんから赤ちゃんを離した瞬間、赤ちゃんは大きな声を出して泣きます。

赤ちゃんは、なぜ泣くの?

赤ちゃんはなぜ泣くのか――それを調べた人がいます。1992年にクリステンソンらは、正常な状態で生まれてきた出生直後の新生児を90分間観察しました。母親の胸に直接、はだかの新生児を寝かせた場合と、コット（赤ちゃんのベッド）に寝かせた場合とを比較したのです。

その結果、出産直後の新生児は、母親と離して単独で寝かせるより、母親に直接接触することによって啼泣《ていきゅう》（大きな声で泣くこと）が少なくなることがわかりました。しかも、体をきれいにするために母親から分離された後に、ふたたび母親と直接接触させることによって、同様に啼泣がなくなることから、早期新生児の啼泣は、分離不安による啼泣であることが証明されたのです。

つまり、生まれたばかりの赤ちゃんは、お母さんから離れると泣くのです。

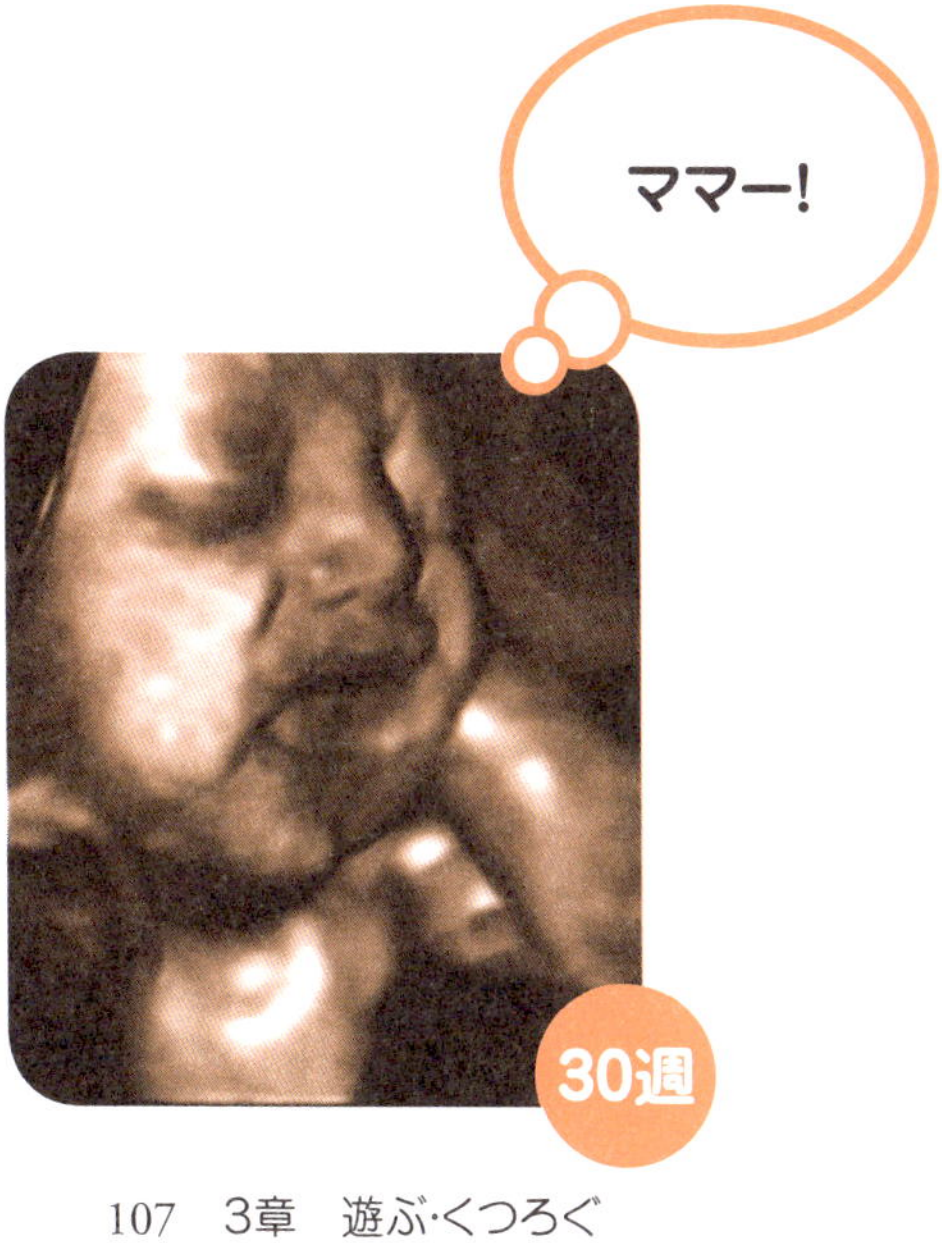

おしっこの瞬間

その衝撃の瞬間をとらえた！

赤ちゃんは、お腹の中でおしっこをします。羊水を飲んで、赤ちゃんの膀胱におしっこがたまり、がまんできなくなると排尿します。はじめはちょろちょろですが、途中から、どーっと勢いよくおしっこが出ていきます。４Ｄエコーで見ていると、おちんちんの先から、まるで煙が出るようにおしっこが出ているのがはっきりと見えます。

お腹の赤ちゃんがおしっこをしていることは、もちろん４Ｄエコーが登場する以前からわかっていたことです。ですから、赤ちゃんがおしっこをすることじたいは、不思議なことでも、驚くようなことでもありません。

ただ、赤ちゃんはいつでもおしっこをして見せてくれるわけではありません。４Ｄエコーでその瞬間をとらえるのは、タイミングや撮影の角度などの関係もあって、年中４Ｄエコーの画像を見ている私でも、チャンスはそうそうめぐってきません。

ですから、ここでご紹介するのも、数年に一度しか遭遇できないけっこう貴重な映像といってもいいのです。

羊水からわかる赤ちゃんの健康状態

お腹の赤ちゃんのおしっこは、通常の老廃物は含まれず、きれいな羊水です。老廃物は、へその緒を通してお母さんへ返していますから、おしっこの中に老廃物が含まれることはありません。当然のことながら、細菌などもなく、きれいな無菌性のおしっ

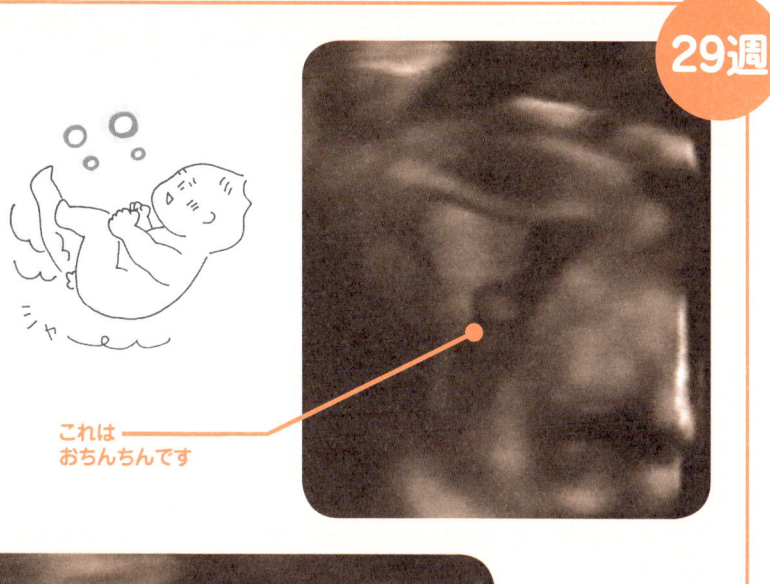

29週

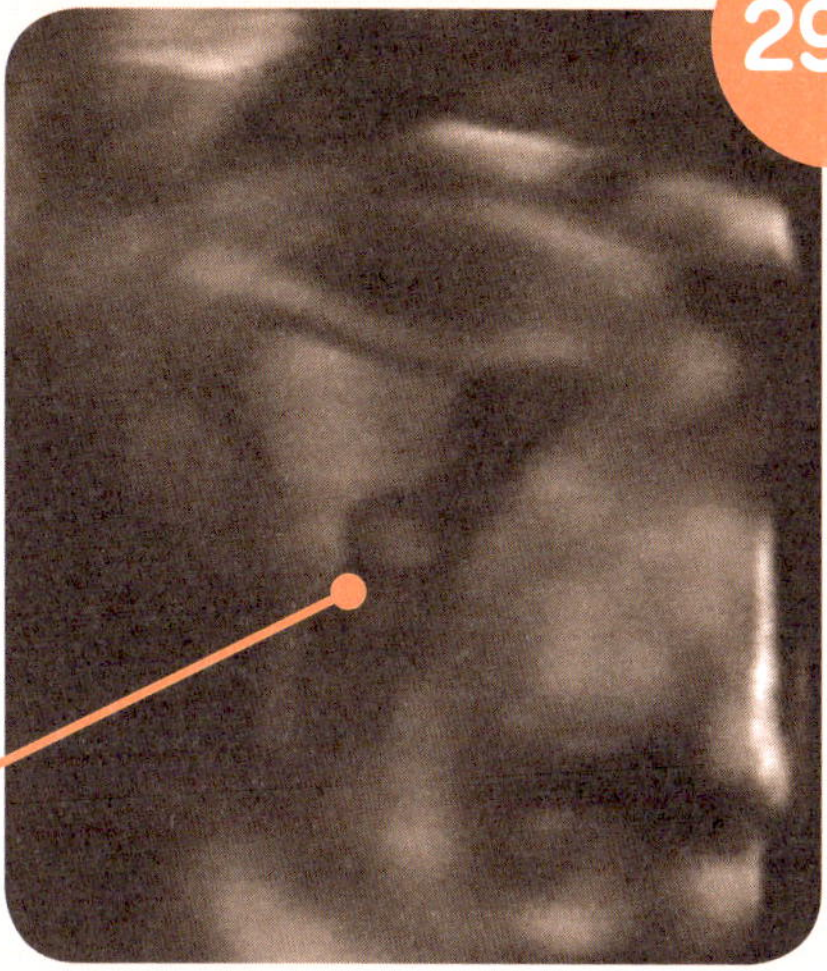

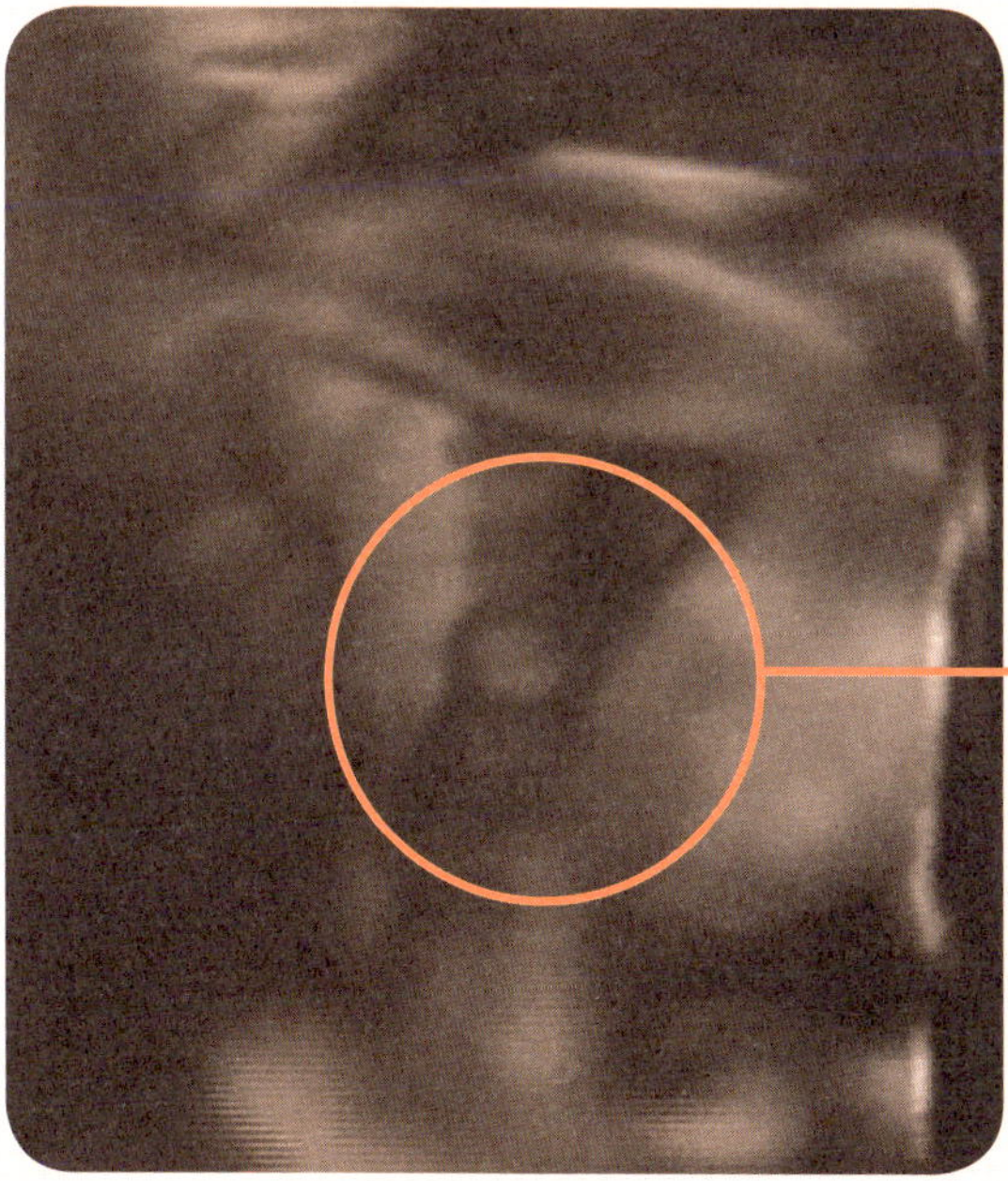

写真の真ん中のけむりのような部分が赤ちゃんのおしっこです。お風呂の中でおしっこをしているみたいに気持ちいいのでしょうか。赤ちゃんのおしっこは老廃物や菌が含まれないきれいなおしっこですからご安心を。

こです。

じつは、羊水はほとんど赤ちゃんのおしっこからできています。羊水があるということは、赤ちゃんの泌尿器系、つまり腎臓や尿管、膀胱、尿道などが正常に機能している証拠です。

羊水が正常に保たれているということは、ひじょうに重要なことです。赤ちゃんがしっかりおしっこができて、なおかつ、生まれてからすぐに、ちゃんとおっぱいを飲めることを示しているからです。

ホントにおむつが必要なのか

赤ちゃんは生まれてからしばらくのあいだは、おむつをさせられます。排尿や排便をお母さんに教えることができませんし、大人のように、トイレに行くまでがまんするといったコントロールができないからです。お腹の中にいたときのように、膀胱におしっこがたまってがまんできなくなると、排尿するわけです。

かつては布製のおむつを使っていました。さんざん洗って古くなった浴衣地などが、赤ちゃんの肌にやさしいということで、おむつに使われていたものです。このおむつの洗濯は、赤ちゃんを育てるお母さんにとってはたいへんな仕事でした。

おしめの洗濯という重労働からお母さんを解放するために登場してきたのが紙おむつです。

赤ちゃんを育てるにはおむつが必需品なのは、日本だけでなく、世界共通ですが、だいぶ前にアフリカのウガンダのお母さんたちは、おむつをしないで赤ちゃんを育てているということが報告されたことがあります。

どういうことかというと、そのころウガンダでは、生まれてきた赤ちゃんははだかのままで、お母さんに抱かれて育てられます。お母さんが仕事をするときなどは、かごに入れられて、そのかごをお母さんが負います。つまり、文字どおり、肌身離さず、お母さんは赤ちゃんを育てるわけです。

そうすると、不思議なことに、お母さんには赤ちゃんがいつおしっこをしたいのか、いつ便をしたいかが自分のことのようにわかるのだそうです。ですから、おむつをしなくても、赤ちゃんがかごやお母さんの手を汚したりすることはない、というのです。

赤ちゃんの無限の可能性に注目した人

このウガンダの話を知ったある人が、赤ちゃんをおむつなしで育てることを提唱したことがあります。その実験に参加したお母さんがたも何人もいたようですが、残念ながらその結果はどうなったのか、そこまでは伝わっていません。

ちなみにその人とは、ソニーの創立者である井深《いぶか》大《まさる》さんです。町工場にすぎなかったソニーを世界的な企業にまで育てた井深さんはもともとは技術者ですが、教育にも深い関心を寄せ、当時あまり注目されていなかった幼児教育こそ、人間の土台をつくるのにだいじだと提唱されたのです。

また、胎教もそれまでとはちがった観点から考える必要があると言われたのです。

そのころは、幼児や胎児についての研究者も少なく、幼児に教育は必要ない、まして胎児には、と批判されたこともあったそうですが、赤ちゃんには無限の可能性があり、それを助けるのが教育と唱えた先駆者が井深さんです。

おむつなし育児の試みは、残念ながら井深さんの死去によって中断してしまったようです。もし、それが続けられていたら、赤ちゃんについて新しいことがわかっていたかもしれません。

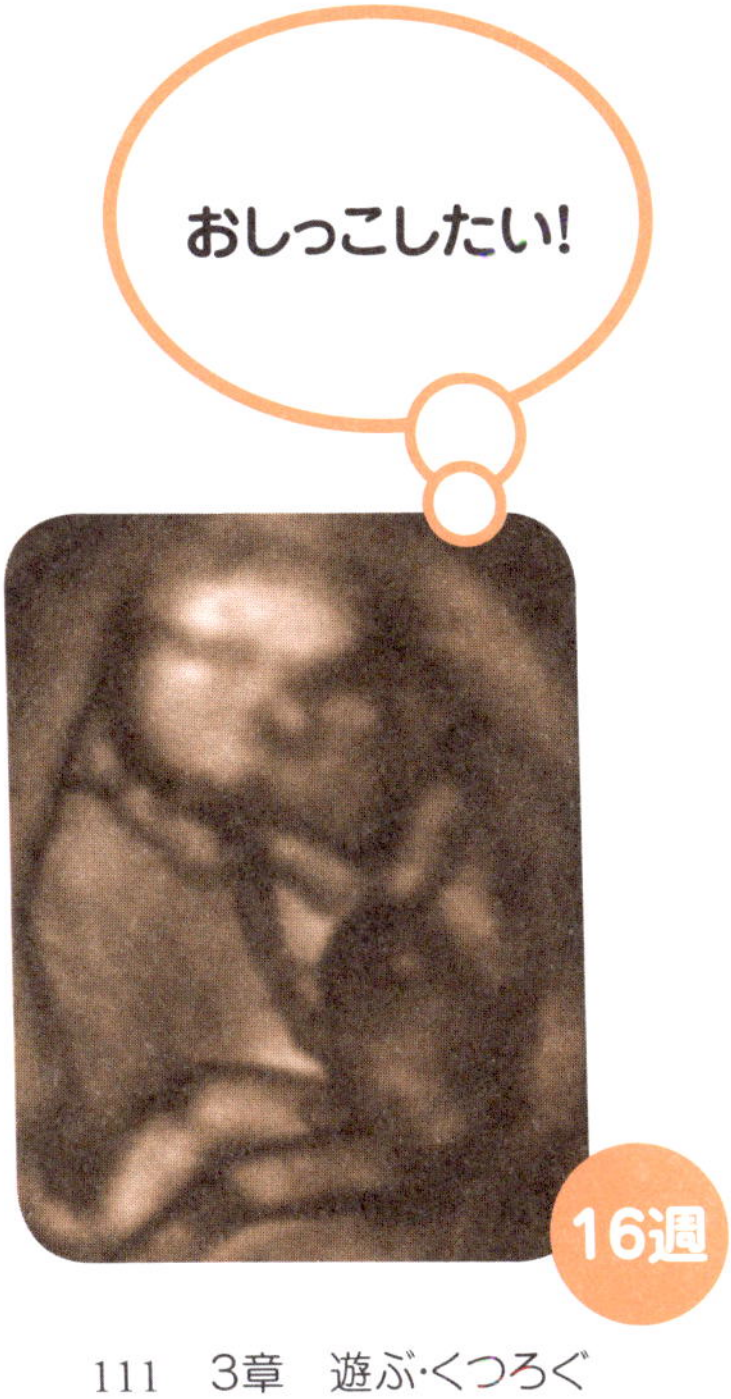

男の子・女の子

4Dエコーではっきりとわかる男女の性別

4Dエコーでは、男女の性別もよく見えます。以前、こんな体験をしたことがあります。某テレビ番組の企画で、妊娠された有名な芸能人の赤ちゃんを4Dエコーで撮影しました。まだご本人は赤ちゃんの性別を聞いていないということなので、4Dエコーで、赤ちゃんの顔や性別がわかる映像を私が勤務する病院で撮影したのです。ただし、テレビ局からの要望で、その場では、ご本人にはいっさい映像はお見せしませんでした。

スタジオで、4D画像をはじめてお見せしたのですが、その映像にご本人はもちろん、ゲストの方や、スタジオのお客さんたちもびっくりされていました。もちろん、いちばん驚き、また喜んでいただいたのは妊婦さんご本人です。かわいい赤ちゃんの表情やしぐさを見て、そして性別もわかり、ひじょうに喜んでいただけました。

性別は、男の子ならおちんちんが、女の子なら、女の子の外性器が見えます。ですから、4D映像を見れば誰でもお腹の赤ちゃんの性別がわかります。

ついでにいえば、お腹の中の赤ちゃんでも、おちんちんが伸び縮みすることも報告されています。つまり勃起です。もちろん、これは性的なこととは関係なく、たんに生理的に伸び縮みしているというわけです。

赤ちゃんの性別予想、当たりますか?

男女の性別については、妊婦健診でお母さんから

37週

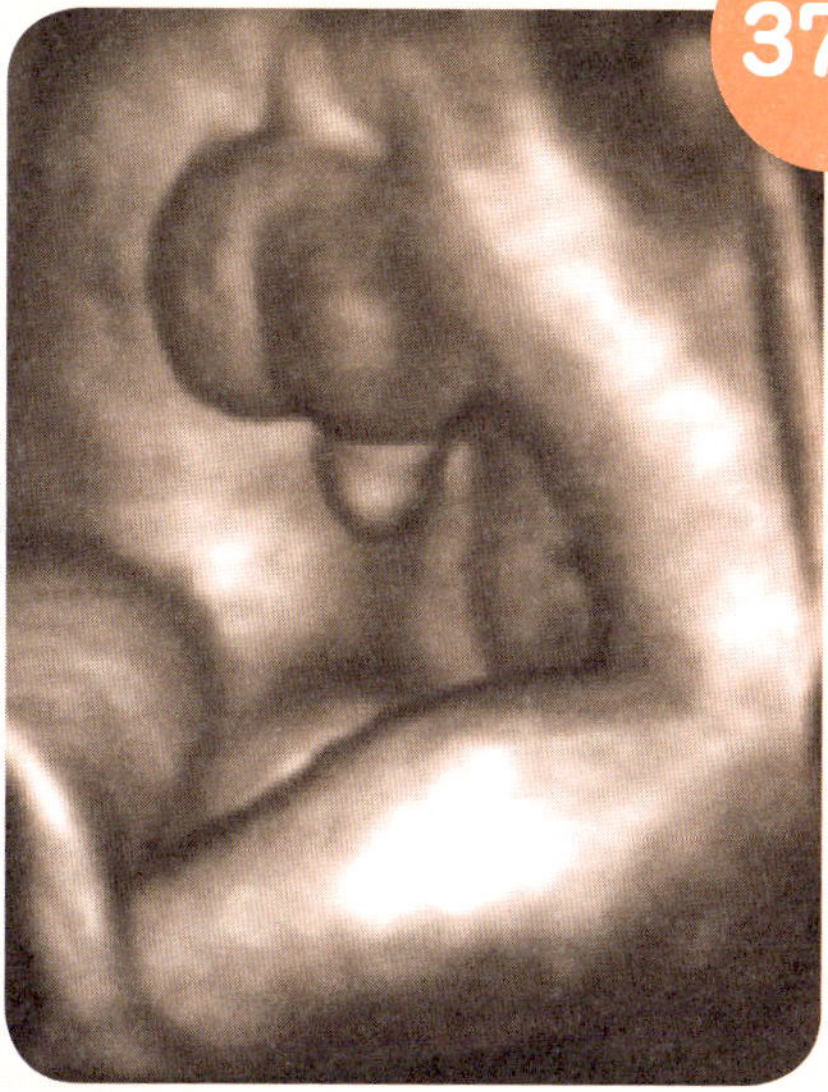

おちんちんが
しっかり見えます
男の子の赤ちゃんです

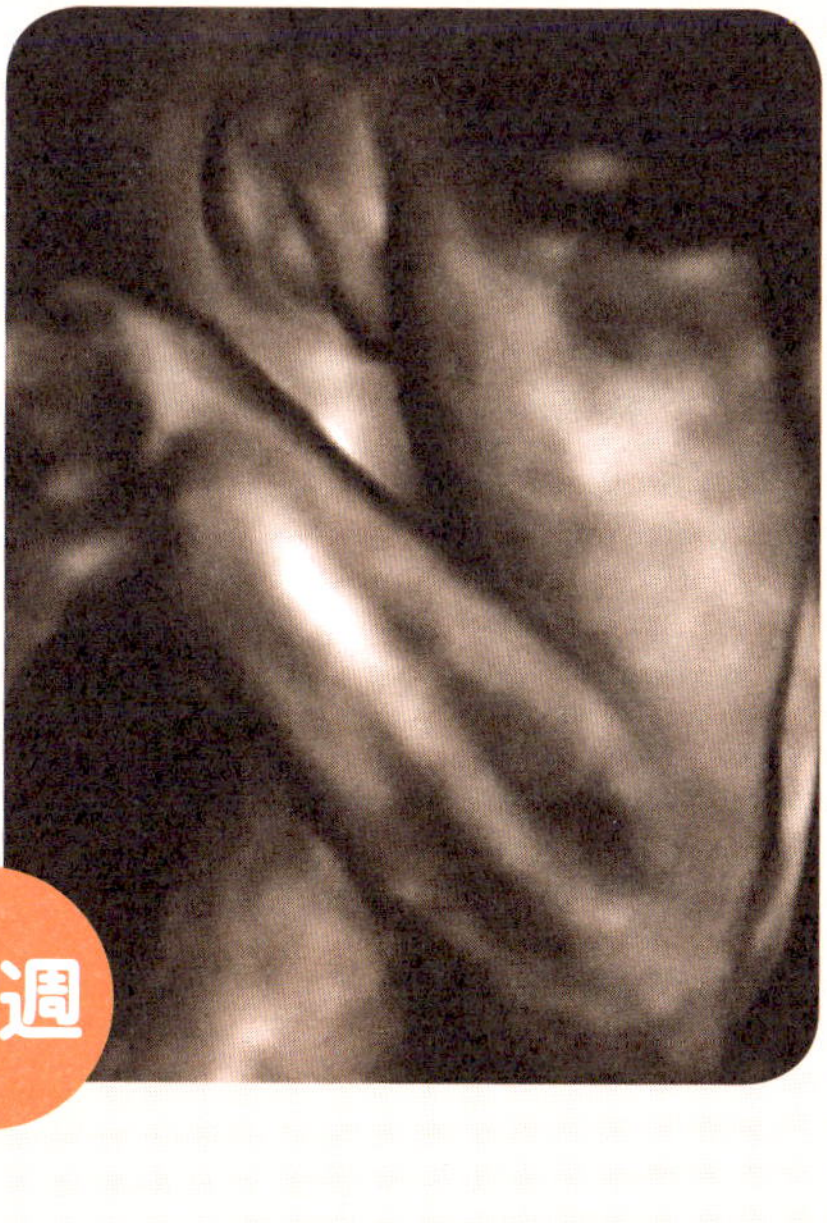

29週

コーヒー豆の
ような形は
女の子の赤ちゃんです

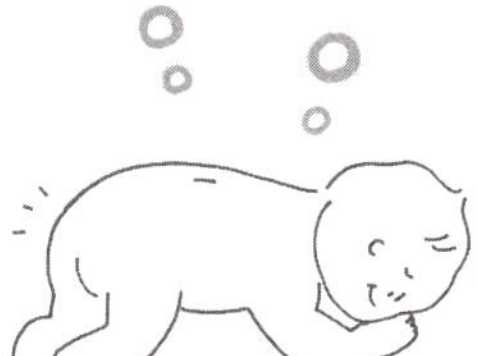

ハイハイのポーズになったときは、赤ちゃんの性別がよくわかります。
男の子は自分のおちんちんをさわって遊んでいるのをよく見かけます。

よく「男の子ですか、女の子ですか」と聞かれます。聞かれると、私はかならずエコーで見るまえに、こちらから逆に質問します。

「今回、はじめて性別に関して聞かれますか？」

はじめて、または前回も聞いたけれど、まったくわからなかった人に対しては、次の質問をします。

「自分でなんとなく予感はありますか？」

「夢で見たことはありますか？」

さらには、こんなことも聞いてみます。

「上のお子さんは、お腹の赤ちゃんの性別に関して何か言っていますか？」

「近所や親戚に小さい子どもがいて、赤ちゃんの性別について教えてくれることはありますか？」

こういった質問をするのは、言葉もしっかりしゃべるようになる3歳から4歳くらいの子どもには信じられない能力があり、お母さんが妊娠していることや、さらに、その赤ちゃんの性別を言い当てることができるからです。そうしたケースがどれくらいあるのか、このちょっとした機会をとらえて、お母さんがたから直接、実際の体験をお聞きするようにしているのです。

すると、自分ではわからないというお母さんが大多数です。ただ、よく動くから男の子かなと思っている人も多くいます。夢で見る人はあまりいませんが、ときどきいらっしゃいます。

周りからは、「お腹が前に出ているから男の子でしょう」「お母さんの顔つきがきつくなったから男の子でしょう」とか、逆に「お腹が前に出ていないから女の子でしょう」「お母さんの顔つきが優しくなったから女の子でしょう」と言われることが多いようです。世間一般では、そのように考えられていることがわかります。

3～4歳児は、赤ちゃんの性別がわかる!?

結論からいうと、自分の予想や周囲からの性別予想が当たる確率はほぼ50%です。夢で見たという人も、ご主人の夢のほうが当たっていたりしていて、結局、確率はせいぜい50％程度といわざるをえません。つまり、当たりも外れも半々なので、お母さんや周囲の大人の予想は、当たっていないのと同じことになります。

しかし、上のお子さんや、周囲の3～4歳の子どもに、お腹の赤ちゃんの性別を言われた場合、その予想は、エコーで見てみると、なんと80～90％当たっているのです。これは驚異的な的中率です。

ただし、これは、そのお子さんが純粋に性別の話をしている場合にかぎります。上のお子さんが、次に生まれてくる子は男の子がほしいとか、女の子がほしいとか希望している場合は別です。

それにしても、3～4歳児は、どうしてお腹の中の赤ちゃんの性別がわかるのでしょう。なんとも不思議です。

不思議といえば、3～4歳児の驚くべき能力としては、お母さんの妊娠を当てることもあります。

これは、外来でいっしょに働いていた助産師さんの実際の体験談です。2人目の妊娠に、本人もまったく気づいていないときに、上のお子さんに「お母さんのお腹の中に赤ちゃんがいるよ」と言われたそうです。たしかに生理もすこし遅れていたので病院で確かめたところ、妊娠していることが判明したそうです。

そして、そのうち、お子さんに「お母さんのお腹に赤ちゃんがいなくなった」と言われたそうです。次に病院へ行ってみると、流産していたことがわかったそうです。妊娠と流産まで言い当てたのは、偶然とは考えられないケースです。

自分で妊娠とわかるまえに、お子さんに言われるという例は、ほかにもときどき耳にします。

3～4歳児には妊娠がわかるのですから、お腹の赤ちゃんの性別もわかるのでしょうか。

じゃれあう双子

一卵性と二卵性のちがい

お腹の中の赤ちゃんのさまざまな姿をご紹介してきましたが、最後に双子の場合をご紹介しましょう。双子の4Dエコーの画像は、某テレビ番組で、テレビ史上初となる衝撃の映像として取り上げられたことがあります。ゲストのみなさん、スタジオのお客さんがたは、はじめて見る、双子がじゃれあっているかのような映像にびっくりされていました。

双子の赤ちゃんは、一卵性か二卵性のどちらかです。一卵性は、一つの受精卵が二つに分かれたもので、二人の遺伝子はまったく同じになります。ですから、まったく同じ姿かたちをしています。性別も同じです。

それに対して二卵性の双子ちゃんは、二つの受精卵が同時に子宮内に着床した場合です。きょうだいが同時に妊娠している状態です。もちろん、きょうだいなので似ていますが、遺伝子は異なっています。性別も、異なる場合と同じ場合とがあります。

一卵性の場合、妊娠初期には、赤ちゃんの入っている袋は一つです。その中に二人がいます。

二卵性の場合は、赤ちゃんの入っている袋は二つで、それぞれに一人ずつ入っています。やがて二つの袋は、一つに融合していきます。しかし、二人のあいだには、薄い膜があり、それが二人をへだてる境界となっています。

一卵性の場合も、薄い膜で境界されていることがほとんどですが、その薄い膜がない場合もあります。

いずれにせよ、お腹の中にいるときには、ある程度大きくなると、二人はほとんど接しながら発育し

12週

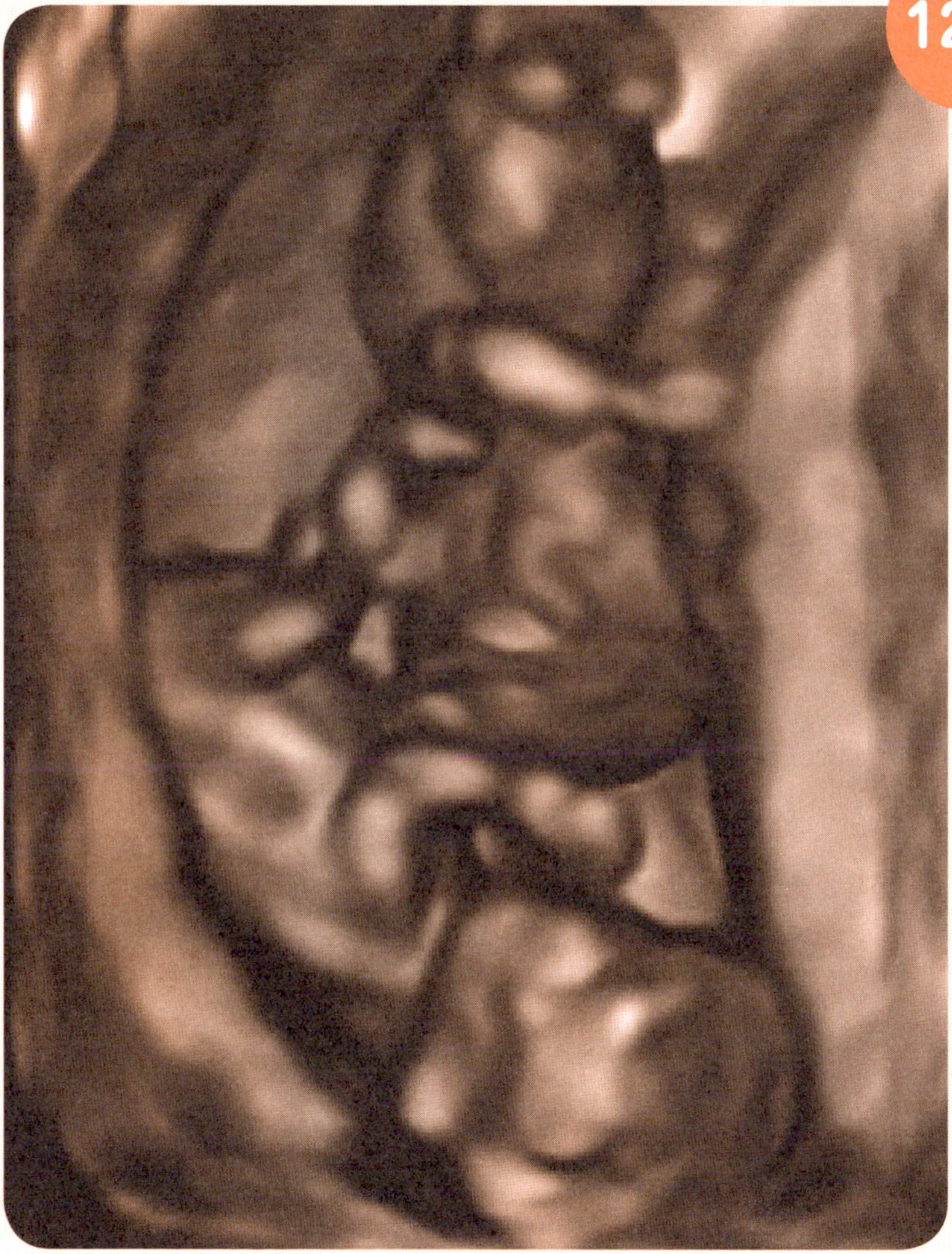

一卵性の赤ちゃんは 1つのお部屋に同居状態です

一卵性の赤ちゃんはいっしょのお部屋で、胎盤も共有しています。同じお部屋にいるけれど、それぞれ勝手に動いています。動きがシンクロすることは、ほとんどないようです。

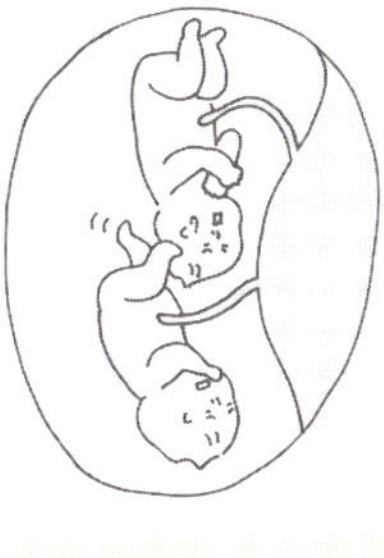

ていきます。4Dエコーで撮影した写真でも、そのことがよくおわかりいただけるでしょう。

双子は、それぞれ勝手に動いている

一卵性の双子は、行動がシンクロするという話をよく聞きます。たとえば、別々に買い物に出かけて同じものを買ってきたりするような話は珍しくありません。成長してそれぞれの生活環境が異なってもシンクロすることがあります。ですから、まだ生まれる前の同じ空間を共有している時期には、いわゆるシンクロナイズドスイミングのように、一糸乱れず、行動しているのではないかと思うかもしれません。

ところが、4Dエコーで見た一卵性の双子は、意外にも早い時期からそれぞれ勝手に動いているのです。一人が寝ているときに、一人が勝手に動いている、といった感じです。

しかし、かぎられた空間でのことですから、一人が動けば、相手にさわります。ましてや、一つの空間にいる一卵性の双子は、二卵性の双子より距離が近く、あいだの壁（膜）も薄いので、相手の影響を受ける時期が早まります。どうしても生活リズムは、同居人といっしょになっていきます。

そういう意味でも、一卵性は育っていく環境が、ほかの誰よりいっしょといえます。遺伝子も同じなので、そっくりになるのも当然でしょう。しかし、それぞれ特有の動きをしています。けっしてシンクロナイズドスイミングのような動きではありません。そこが、4Dエコーで一卵性を観察していておもしろいところです。

二卵性は、二人のあいだに距離がある

二卵性は、もともと遺伝子が異なっているので、それぞれ勝手に動いています。初期のうちは、二つの空間も離れているので、相手に触れる時期は、一卵性の双子にくらべると、後になります。空間の位

12週

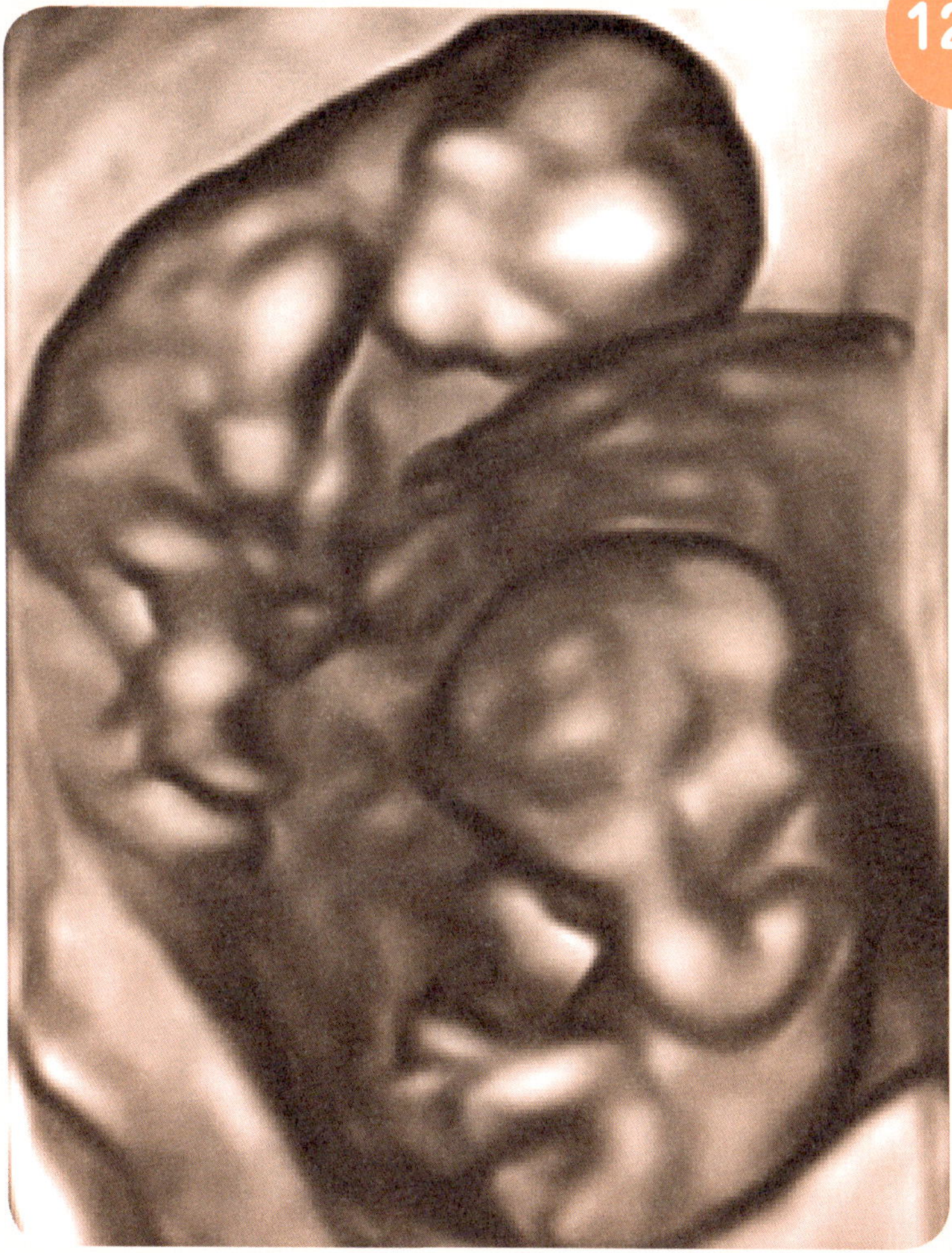

二卵性の赤ちゃんは2つのお部屋で別々に暮らしています

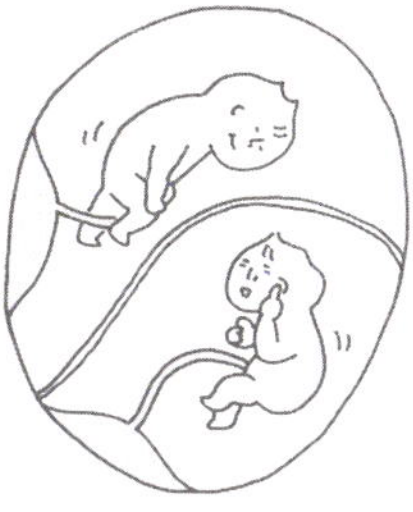

真ん中に膜のような区切りがあって、別々のお部屋で胎盤もそれぞれあります。もっと大きくなると、ほとんどくっついてしまい、2人で仲良く過ごしています。

置も、数学でいうねじれの位置になっている場合もあります。

しかし、やがて発育していくうちに、子宮の容量がかぎられていますから、一見、一つの部屋に二人がいるように見えます。そして、一卵性の双子のように、相手に接しながら行動するので、いやおうなしに相手の行動の影響を受けるようになります。

二人で格闘技の練習？

双子は、大きくなるにしたがって、かぎられた空間を有効利用するようになっていきます。靴を靴箱にしまうように、頭と足をお互いに逆向きにしている場合と、頭と頭、足と足が同じ向きの場合があります。

妊娠前半は、子宮にも相対的に余裕があるので、この位置関係は変わったりします。けんかしたのか、相手に後ろを向けている場合、仲よく向かい合って見つめ合っている場合、何か話し合っていると思われる場合もあります。

なんと、お互いになぐりあっている場合もあります。総合格闘技の練習でもしているのでしょうか。でも、トレーニングは、一人よりも二人のほうが楽しいはずです。そして、お互いにいい意味でのライバルになっていくのでしょう。

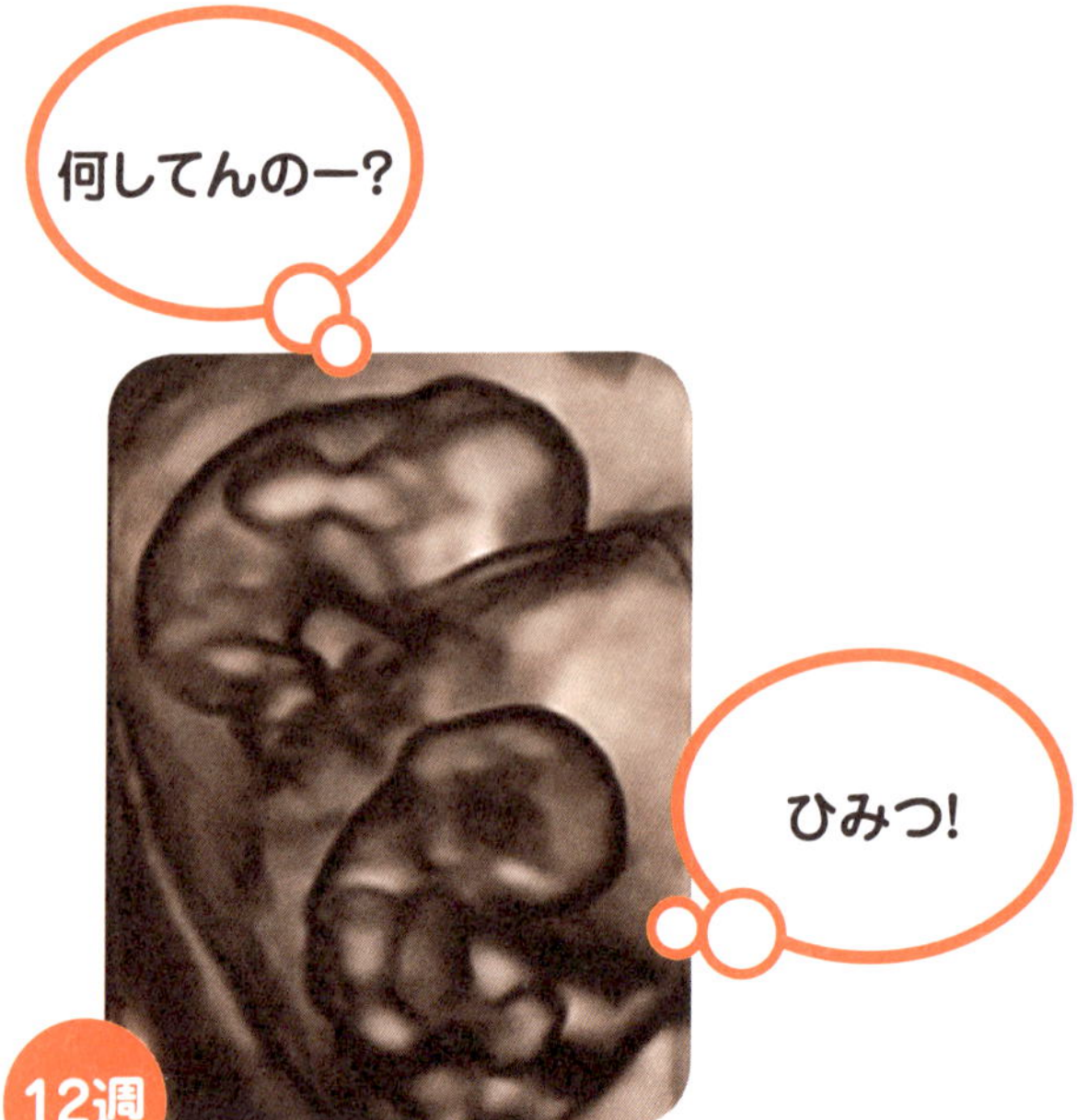

4章

4Dエコーで見る胎児の発育

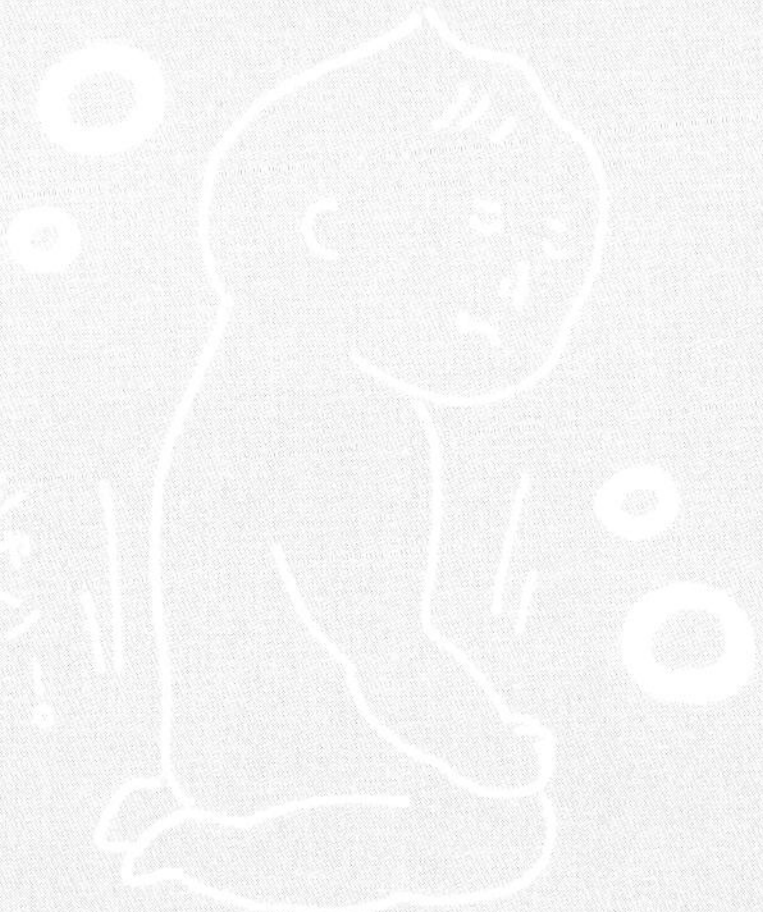

妊娠1カ月（妊娠0～3週）

卵管の中に入った卵子が、そこで精子と出会うと受精します。受精卵は、およそ1週間かけて細胞分裂をくり返しながら、子宮の中にたどりつきます。そこで、子宮内膜に接着して、直接、お母さんの体とつながります。これを着床といいます。着床して1週間たつころ、つまり次の生理が来るころ、妊娠反応の検査がプラスになります。

生理が28日型で順調な人は、最後の生理の始まりの日から2週間目に排卵が起こります。排卵とは、卵巣から卵子がお母さんの腹腔内に飛び出すことです。その卵子は、卵管采《らんかんさい》という卵管の開口部から卵管の中に、吸い込まれるように入っていきます。

当然のことながら、この時期はまだとても小さくて、4Dエコーでは見ることはできません。

妊娠2カ月（妊娠4～7週）

生理が遅れて妊娠反応検査をしてみてプラスと出れば、病院では超音波検査を受けます。妊娠4週では、まだ、赤ちゃんの袋は見えない時期なので、子宮や卵巣の状態を確認することで終わります。

妊娠5～6週で、子宮内の中に赤ちゃんの小さな袋が見えてくれば、正常妊娠です。見えないと、異常妊娠が考えられます。赤ちゃんが育っていない場合や、子宮外妊娠を疑います。子宮外妊娠は、受精卵が子宮までたどりつかず、卵管や卵巣、腹腔内に着床してしまった場合です。ひじょうにまれですが、受精卵が子宮を通りすぎてしまい、子宮の出口の近くに着床する場合もあります。妊娠7週はほぼすべての場合で、赤ちゃんの心臓が動いているのが観察されるようになります。

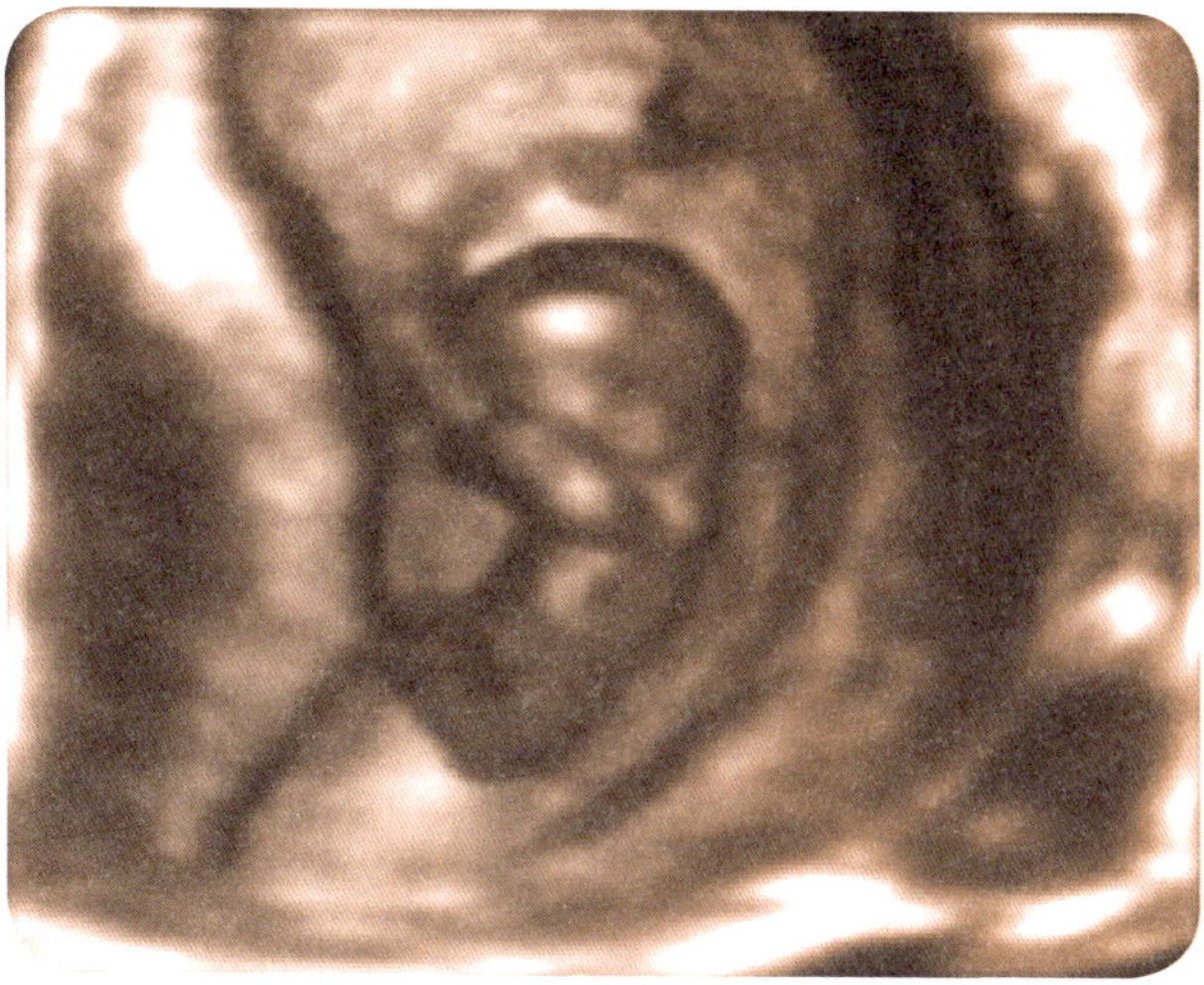

妊娠3カ月（妊娠8〜11週）

妊娠10週の赤ちゃんは、頭からお尻までの長さは3センチで、重さは8グラムくらいです。赤ちゃんは、ほぼヒトのかたちになって、エコーで手や足も観察できるようになります。

この時期は、赤ちゃんの発育に個人差がないので、赤ちゃんの大きさから、妊娠週数を推測することができます。そのため、この時期に予定日を最後の生理と赤ちゃんの大きさから決定します。

予定日とは、妊娠40週0日のことです。実際に生まれる日は、誰にもわかりません。予定は、あくまでも予定です。ただし、統計学上、生まれる確率がもっとも高い日が40週0日なので、その日を予定日としたのです。

この時期の赤ちゃんを4Dエコーで見てみると、頭と体が同じくらいの大きさで、くねくね手足を動かしながら動いているのがわかります。指も分かれていますが、まだ小さいので、4Dエコーではおおまかにしか映し出されませんが、元気に動いていることがよくわかります。

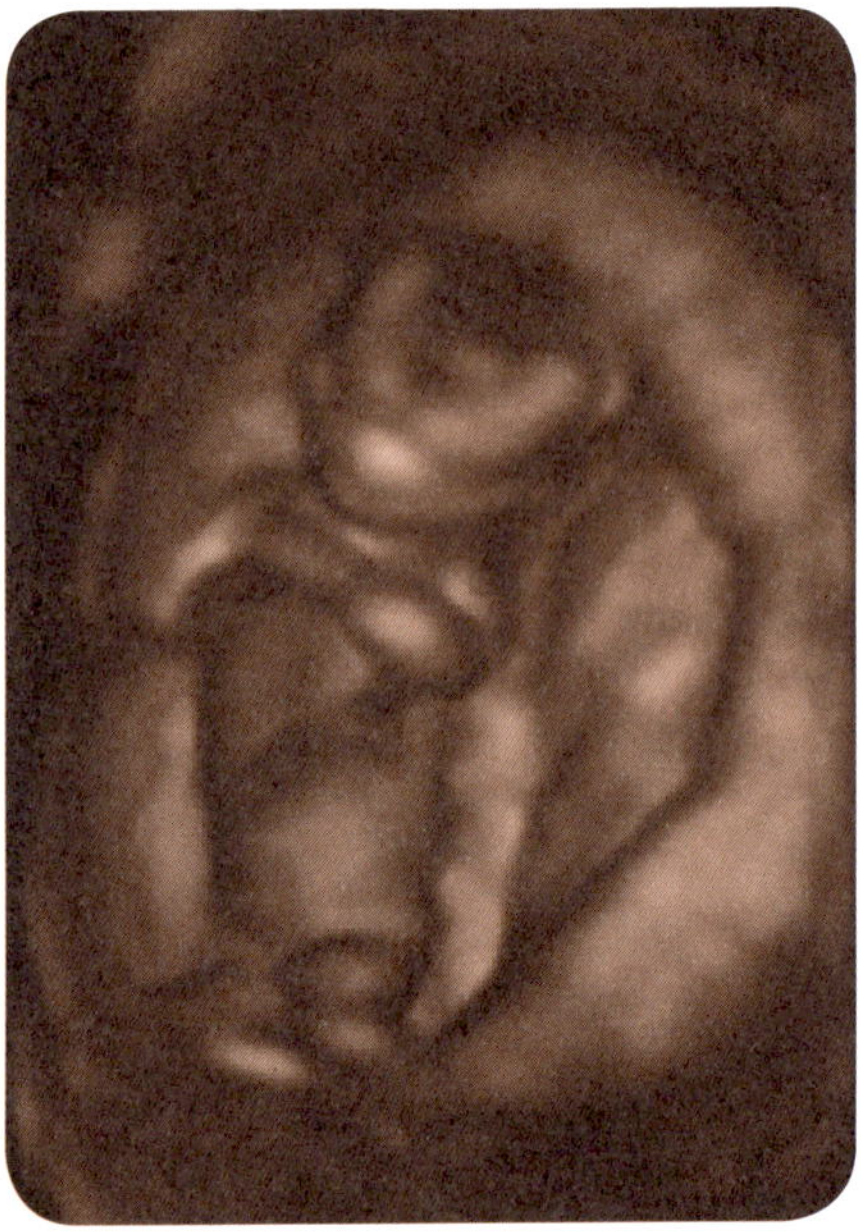

妊娠４カ月（妊娠12週〜15週）

妊娠12週から妊婦健診が始まり、母子手帳をつけ始めます。妊娠12週まで順調にくれば、ほぼ流産の確率はなくなったと考えていいと思います。そういう意味では、安定期に入ったといえます。

妊娠15週の赤ちゃんの身長は、約16センチです。体重は、約１００グラムです。４Ｄエコーで見てみると、顔も手足も一段とはっきりわかるようになってきます。

赤ちゃんのいる部屋の中は、妊娠後期にくらべて相対的に広いので、飛んだり跳ねたりしています。宇宙遊泳を楽しんでいるかのようです。まだ胎動を感じる時期ではないので、この映像を見ると、お母さんはびっくりして、安心もします。

赤ちゃんの心拍数は1分間に１５０回程度です。心音を聞いて、その速さに心配するお母さんもいますが、これが正常です。

性別が確定できるのは何回かの健診が必要ですが、うまくいけば、この時期、おちんちんのような突起が見える場合があります。

妊娠5カ月（妊娠16週〜19週）

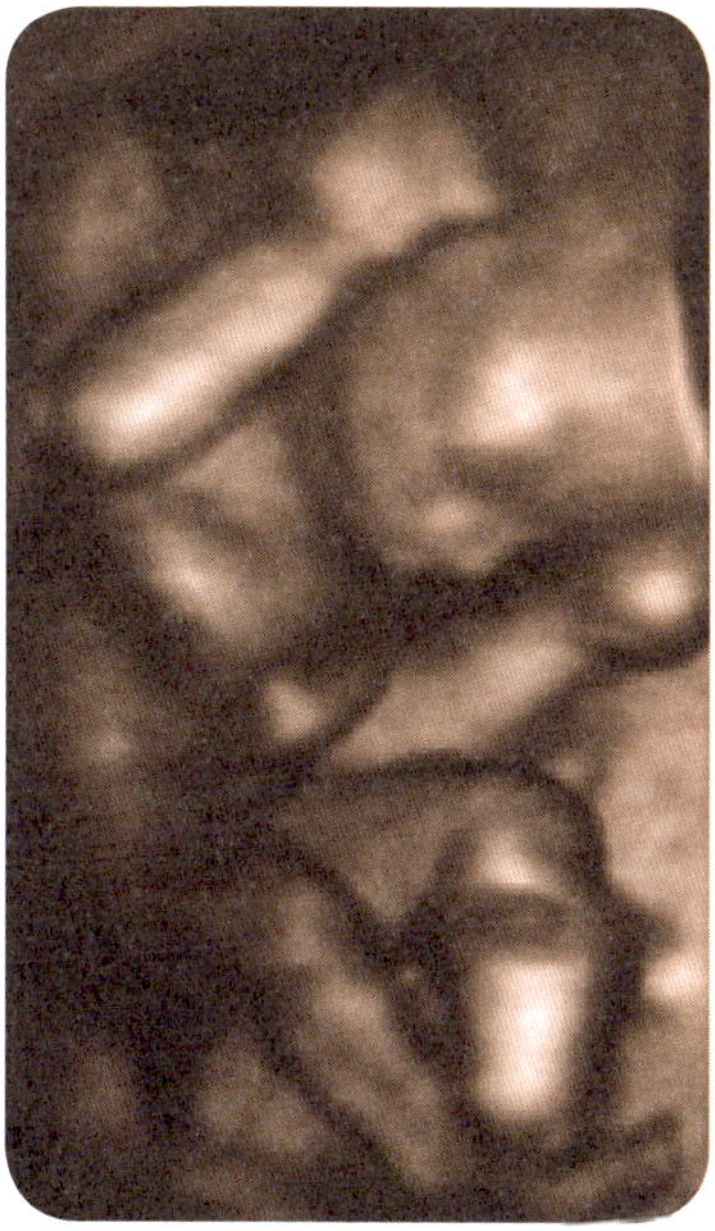

妊娠19週の赤ちゃんの身長は約25センチ、体重は約280グラムです。

4Dエコーで見ると、あくびをしたり、指しゃぶりをするしぐさがもう観察できます。

この時期は、まだ赤ちゃんが小さいので、全身像が4Dエコーの一つの画面で観察できます。双子を4Dエコーで見てみると、二人の全身が一つの画面に入るので、とても楽しい時期です。それぞれが自由に動いていることがわかります。ときには、けんかしているようでもあり、仲良く話しあっているようにも見えます。

妊娠5カ月の終わりくらいになると、お母さんはようやく胎動を感じてきます。もちろん、まだ感じなくても大丈夫です。ずっと以前から、赤ちゃんは元気に動いているのですから。

胎動は、はじめは腸が動いているように感じるようです。ですから、胎動なのかどうかわからなくても当然なのです。

妊娠6カ月（妊娠20週～23週）

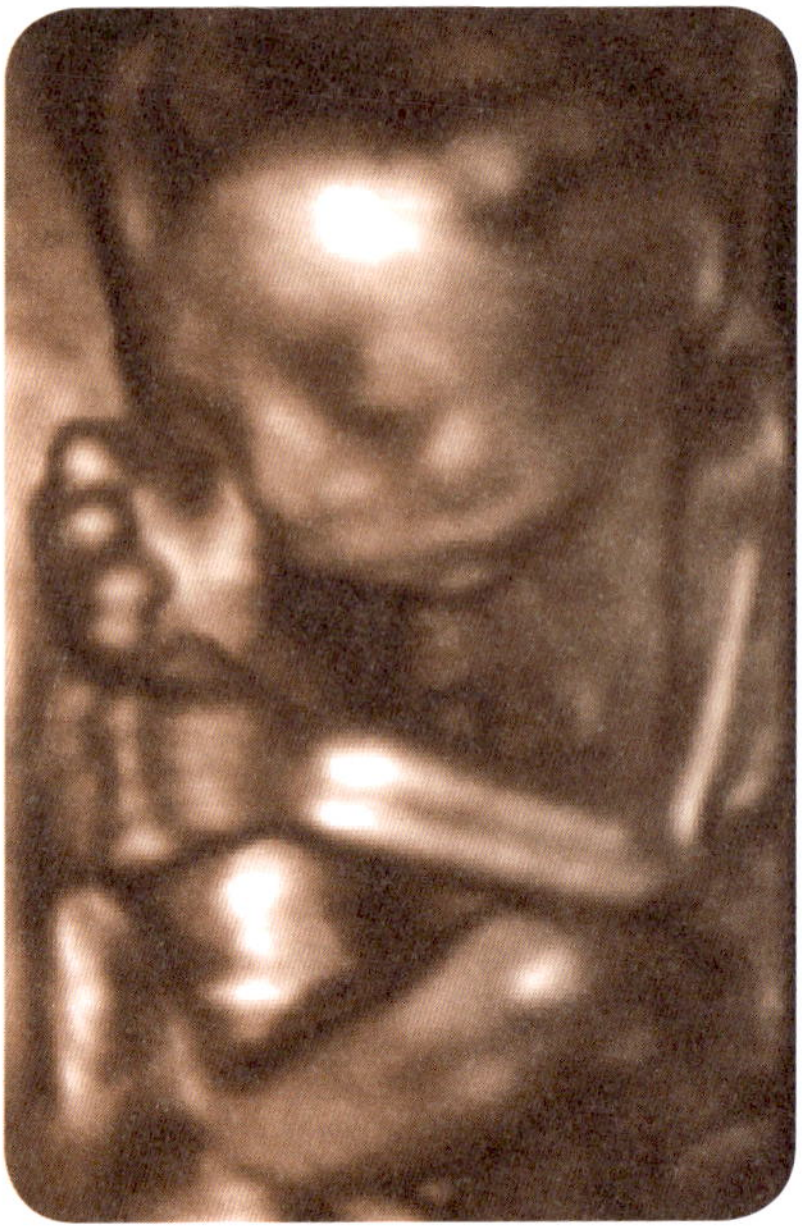

妊娠23週の赤ちゃんの身長は、約30センチです。体重は約700グラム。

激しく子宮の壁を蹴ったり、なぐったりと、動きが力強くなっていきます。

器用に、また盛んに手足を動かし、指しゃぶりをしたり、鼻をこすったり、爪先を持ったり、ピースサインまでしています。お母さんも、ほとんどの方が胎動を感じるようになります。

お母さんが胎動を感じるので、赤ちゃんが音などに反応することがわかるようになります。

でも、赤ちゃんは、妊娠4カ月には、すでにほとんどの器官はできあがっています。ですから、お母さんが胎動を感じる前から、赤ちゃんは音を感じているでしょう。羊水も飲んでいるので、味覚も感じはじめているはずです。

4Dエコーでは、なんとか赤ちゃんの全身を一つの画面でとらえきれる、ぎりぎりのところです。

顔つきもかなりはっきりしてきます。おしっこをしている瞬間も見られます。

妊娠７カ月（妊娠24週〜27週）

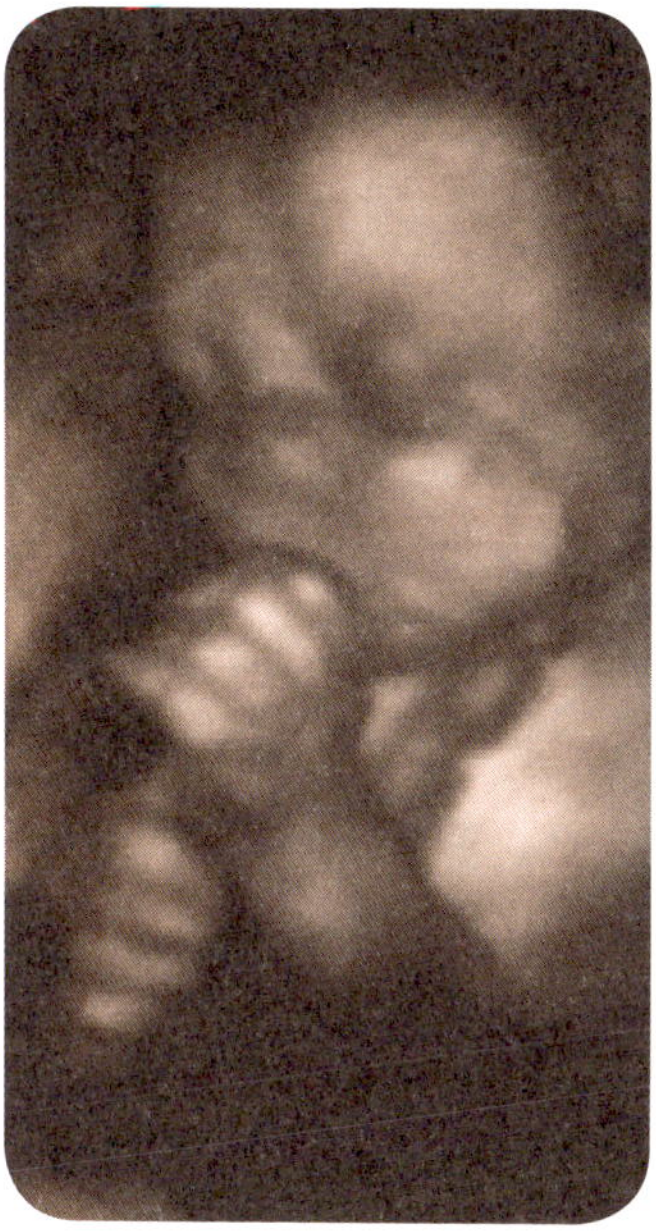

妊娠27週の赤ちゃんの身長は、約38センチ、体重は約１２００グラムです。４Ｄエコーの画面から、体一部は入りきらなくなってきます。

表情もわかるようになってきます。まばたきしている様子も観察されるようになります。赤ちゃんは、ほほえんだり、しかめっ面をしたり、悲しんだり、悩んだり、考えこんだり、いろんな表情をみせてくれます。

手の動きも、さらに活発にこまかくなります。手で自分の手首をつかんだり、へその緒を引っ張ったりして遊んでいます。

手相もしっかり刻まれていることも、４Ｄエコーでわかるようになります。

まだ、子宮の中でぐるぐる向きを変えることも可能です。回ったりしながら、活発に動きまわっています。

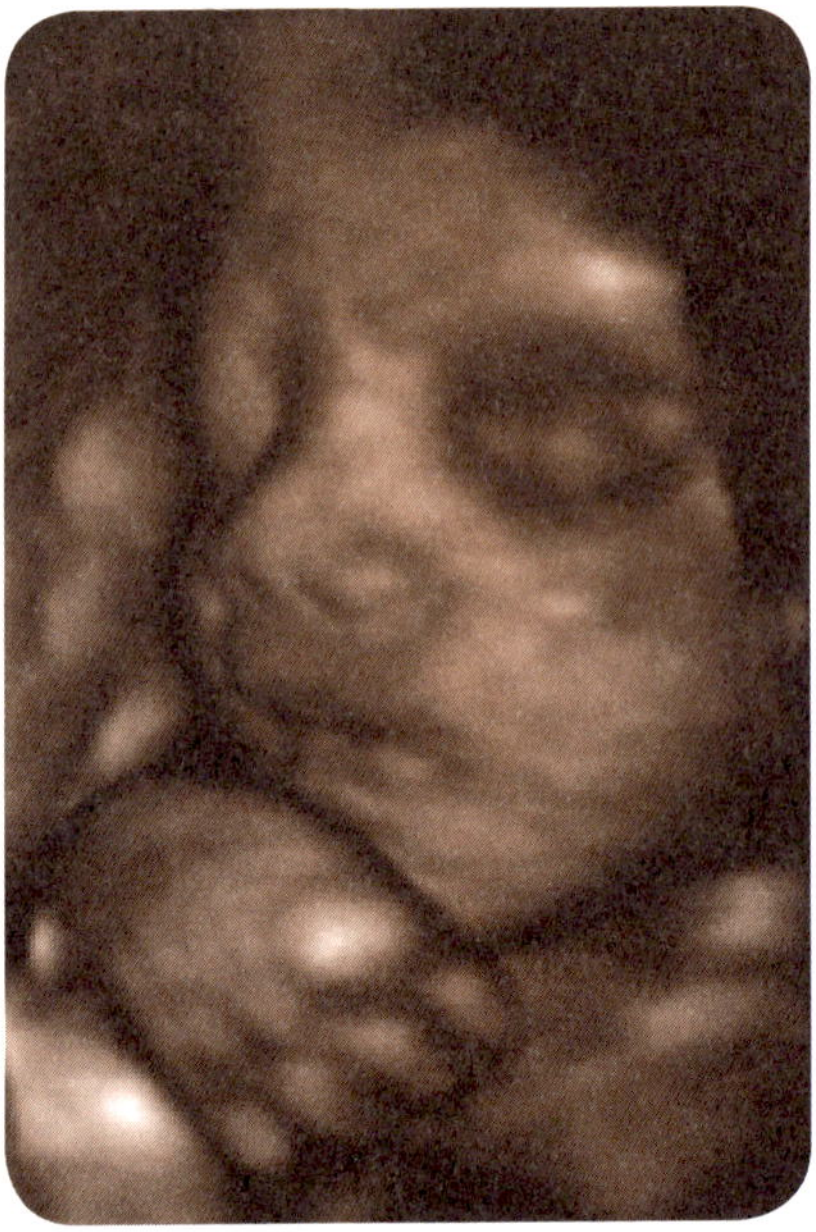

妊娠8カ月（妊娠28週〜31週）

妊娠31週の赤ちゃんの身長は約43センチ、体重は約1800グラムです。

4Dエコーの画面には、ほぼ半身くらいしか入らなくなってきますが、相対的に羊水量も多くなり、赤ちゃんの顔が撮りやすくなります。赤ちゃんが誰に似ているのか、この時期になると、かなりわかってきます。表情も、よりはっきりわかってきます。唇をなめたり、耳に指を入れたり、わきの下をかいたりしています。

動きももちろん活発です。しかし妊娠初期とちがって、子宮の中のスペースは相対的に狭くなっていきます。逆子であった赤ちゃんも、このころには、頭が下を向く頭位に変わり、落ちついていきます。

この時期、逆子は15％くらい観察されるといわれています。ただ、この時期であれば、ほとんどの赤ちゃんは、15人中12人は、自然に治ります。

出産まで逆子でいるのは3％くらいです。まえにも述べたように、逆子体操はしないほうが逆子は治ります。

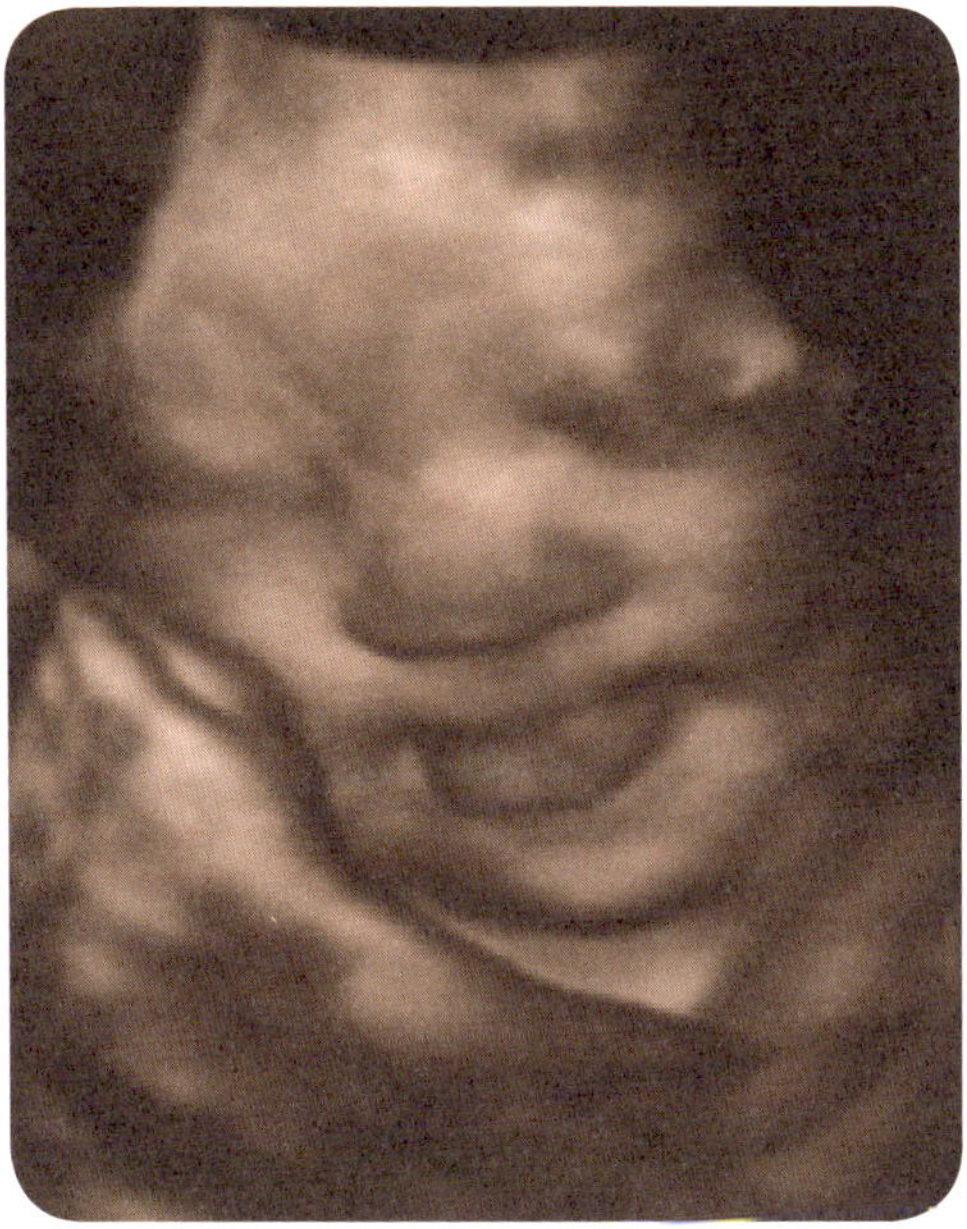

妊娠9カ月（妊娠32週〜35週）

妊娠35週の赤ちゃんの身長は約47センチ、体重は約2500グラムです。

4Dエコーの画面には、頭から胸部くらいまでしか画面に入らなくなります。

表情はよりはっきり観察されます。ほほえんだり、しかめっ面をしたり、怒ったような、困ったような表情もわかります。

よく「どちらに似ているかわかりませんよね」と聞かれるお母さんがいます。

しかし、機械はそのままを映し出します。

赤ちゃんが生まれると、多くの方が、「赤ちゃんの顔は、4Dエコーで見たのと同じでした」とおっしゃいます。

この時期までくれば、ほぼそのままの顔つきで生まれると考えてもらっていいのです。

妊娠10カ月（妊娠36週〜40週）

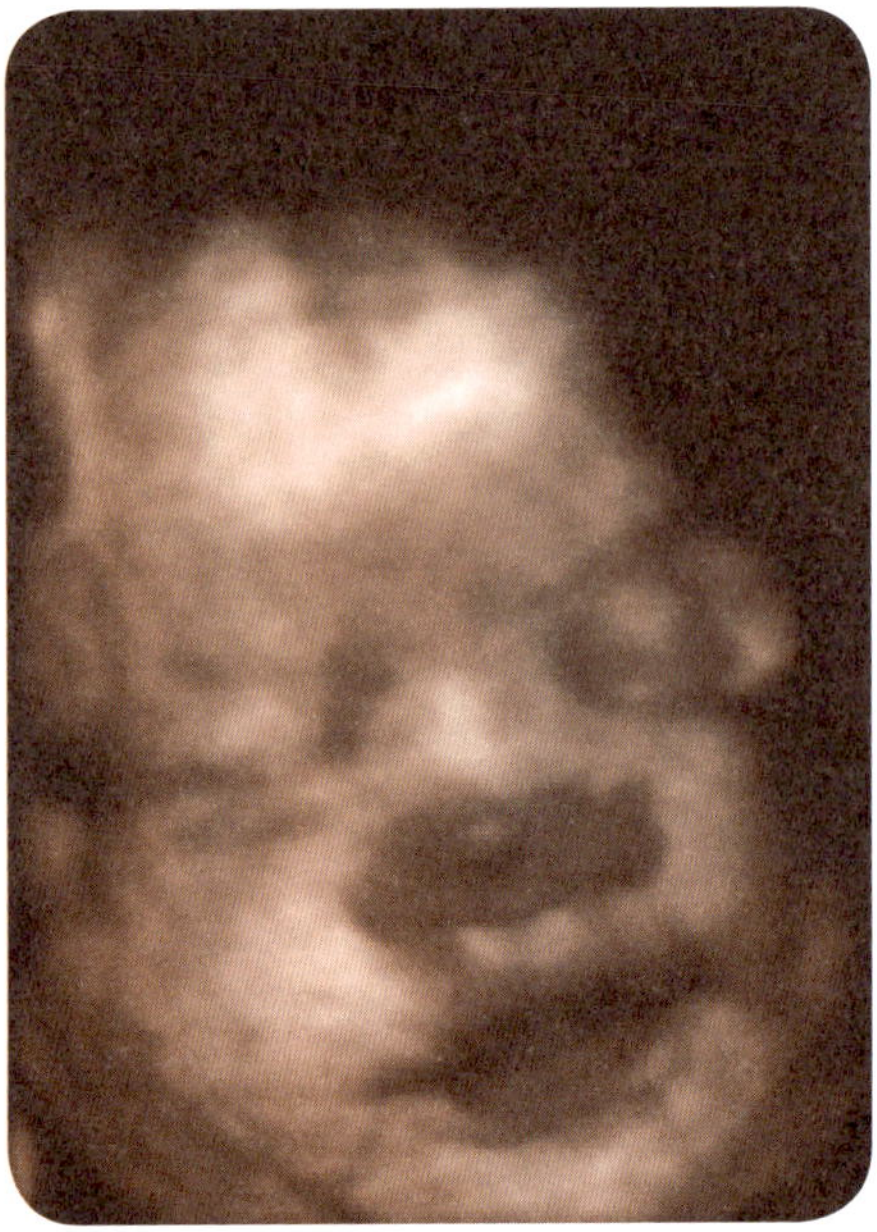

妊娠39週の赤ちゃんの身長は約50センチ、体重は約3100グラムです。

4Dエコーでは、顔のアップが映し出されます。妊娠37週から、正期産《せいきさん》の時期になります。いつ生まれても、まったく問題ない時期です。

4Dエコーは、羊水越しに対象物があれば、きれいに観察することができます。

しかし、この時期は、赤ちゃんも身動きがとりにくいうえに、羊水の量も少なくなるため、顔がきれいに見えるチャンスは減ってしまいます。しかし、ときおり下唇をかんだりしている表情を見ることもできます。

いよいよ4Dエコーの画面からではなく、直接、赤ちゃんと対面する日が近くなっています。

エピローグ

4Dエコーで妊娠ライフが変わる

4Dエコーとの出会い

私が4Dエコーと出会ったのは、東京大学医学部附属病院に勤務していたときのことです。最新の4Dエコー（最初は3Dエコーで、その後まもなく4Dエコーに変わりました）の機械が病院にやってきました。そのとき私は超音波専門医として、主に超音波診断を担当していました。

そこで、最新の4Dエコーで「どんな新しいことがわかるか」を目的とした研究グループがつくられ、私もその一員に加わりました。そして、グループの長である上妻志郎先生（現・東京大学医学部産婦人科教授）からご指導をいただきながら研究を始めたことが、4Dエコーとの出会いのきっかけでした。

大学病院ですから、当然、胎児の異常の診断にいかに役立てることができるのか、また、誰もやっていないことをいかに早くやれるのか、ということが重要になってきます。

まだほとんどの人が手にしていない新しい機械を手にしたのですから、いろいろなことができるはずです。

はじめて4Dエコーの画像でお腹の赤ちゃんを見たときは、ほんとうに驚きました。

なんてかわいいのだろう！

それまでの2次元のエコーでは、赤ちゃんの断面像が映るだけでしたから、顔つきなどはもちろんわかりませんでした。しかし、3次元の立体像では、まるで目のまえにいるかのように、お腹の赤ちゃんがリアルに画像に映し出されたのです。

従来の二次元エコーとはまったくちがう立体画像に胸を躍らせて、私は研究に取り組みました。

4Dエコーで、お母さんの意識も変わる

こうした体験から、お腹の赤ちゃんの立体画像を妊婦さんにお見せすることは、ひじょうに有益なことだろうと考えるようになりました。

現在、私が勤務する板橋中央総合病院では、通常の検査とは別に、希望する方に1人30分の枠で、お腹の赤ちゃんの4Dエコーの撮影をして、家庭でも見ることができるように、その画像をDVDやビデオに録画してさしあげています。これはたいへんな人気で、予約は3カ月以上先までいっぱいの状態です。

お腹の赤ちゃんを見ることによって、お母さんやご家族にどのような影響があるのか、当院で出産された方を対象に、4Dエコーを実施したことによる心理的変化を調査したことがあります。

方法は、平成17年1月から平成18年までに当院で出産された1414症例中、

調査可能であった１０２３症例にアンケート調査をしたものです。そのうち、４Ｄエコー撮影を受けていたのは５１６例と、全体の50％で、初産の方のほうがやや多かったものの経産の方もほぼ半数近い数字でした。

このアンケート調査の一部をご紹介すると、４Ｄエコー画像の満足度は、「満足」が47％、「ほぼ満足」が40％で、９割近い方に満足していただきました。

４Ｄエコーを見たお母さんの心理的変化を多い順にあげると、次のような感想がありました。

赤ちゃんが順調に育っていることがわかり安心した…67％
赤ちゃんに会えることが楽しみになった…61％
赤ちゃんに親しみ、いとおしさなどの愛着が出てきた…60％
妊娠の自覚が高まった…21％
赤ちゃんに話しかけるようになった…18％
胎教を考えるようになった…５％
出産に対する気持ちが前向きになった…５％

4Dエコーを見て家族も協力的に

お母さんが持ち帰ったDVDで4Dエコーを見た家族も、心理的な変化がありました。たとえば、こんな感想が多く聞かれました。

感銘して喜んでくれた…68％
夫が出産を楽しみにするようになった…29％
夫に父親になる自覚が出てきた…16％
夫が協力的になった…14％
子どもが協力的になった…6％

このアンケート調査からもわかるように、4Dエコーによってお腹の赤ちゃんとの視覚的ふれあいを持つことは、初産、経産にかかわらず、順調な妊娠に対する安心感と、胎児への愛着を高めてくれる要因となることは間違いないようです。さらに家族も喜んでくれ、それが妊婦さんの精神的な支えになってくれていることもうかがわれます。

また、初産の方のほうが、経産の方よりも、はじめての出産に対する心の準備として、より前向きな良い影響を受ける傾向がみられました。

なお、この調査結果は、平成19年5月26日に行われた日本産科婦人科学会東京地方部会例会で、「四次元超音波外来が妊婦および家族に及ぼす心理的影響」という演題で発表しました。

4Dエコーの心理的効果は高い

この4Dエコーについてのアンケート調査から、さまざまなことが考えられます。

たとえば、妊婦さんのストレスの問題です。一般的に過度のストレスは心身に悪影響を及ぼし、多くの病気の発症要因としてストレスがあげられていることは、みなさん、ご存じのとおりです。

妊娠中の女性の場合、お母さんがストレスを受けると、お腹の赤ちゃんもその影響を受けます。ですから、お腹の赤ちゃんのためには、お母さんはできるだけ強いストレスを受けるようなことは避けていただきたいのですが、お母さんが心理的に安定していれば、すこしくらいストレスを受けても、ストレスに負けてしまうようなことにはならないでしょう。

その点、4Dエコーで順調に育っている赤ちゃんを自分の目で確認して安心でき、出産への心構えもできて、さらに家族が応援してくれていれば、こんなに心丈夫なこともありません。それがストレスへの対応もうまくできるようにしてくれるのではないか、と思います。

とくにはじめての妊娠・出産の場合、何かと不安がつきまといがちですが、そうした不安解消の強い味方にもなってくれるでしょう。

また、４Ｄエコーでお腹の赤ちゃんと対面することで、お父さんの父親としての自覚が高まるとすれば、赤ちゃん誕生後の育児にもよい影響があるのではないでしょうか。

４Ｄエコーをもっと活用するためには

４Ｄエコーは、最近ではかなりの数の病院に導入されていますが、板橋中央総合病院で行っているような、４Ｄエコー画像を妊婦さんやそのご家族に見ていただくということは、他の病院ではあまり行われていないようです。ふつうは、妊婦さんの定期健康診断の際に、胎児の異常の有無や成長を調べるという、従来の二次元エコーと同じような使われ方しかされていないのではないでしょうか。

というのも、多くの病院では、「3時間待ちの3分間診療」といわれるように、医師は次々と訪れる患者さんを診ていかなければならず、一人の患者さんに長い時間をかけて対応していられない、というのが実情だからです。産婦人科も同様です。

とくに産科医療崩壊などと叫ばれるように、産婦人科を志望する医師が減っている昨今、病院に勤務する産婦人科医師は激務を強いられている人が少なくありません。ですから、通常の診察とは別に、30分もかけて、妊婦さんに4Dエコーをお見せするなどということは、なかなかできないだろうと考えられます。

その点、当院ではマンパワーも十分にあり、しかもチーム医療体制をとっています。これは、一人の患者さんに対して一人の医師が主治医となって、最初から最後までみていくのではなく、チーム全体がその患者さんの主治医になって当たるというものです。チームのメンバー間で情報がきちんと共有されていれば、この方式でまったく問題はありませんし、一人ひとりの医師にかかる負担も軽減されます。深夜、長時間におよぶ緊急手術で疲れきった夜勤明けに、仮眠もとらずにそのまま外来の患者さんの診察にあたる、などということは当院ではありません。

こうした恵まれた環境があってこそ、妊婦さんにゆっくりと4Dエコーを見ていただくことが可能になるとともに、私もお腹の赤ちゃんをじっくりと観察できる、というわけです。

お腹の赤ちゃんはいろいろなことができる

ということで、お腹の赤ちゃんの４Ｄエコー映像に関しては、日本ではおそらく私の右に出る者はいないだろうと自負しても、まあお許しいただけるだろうと思っています。

とにかく、大勢の赤ちゃんのさまざまな姿をながめてきました。その成果の一部はテレビでもご紹介していますが、もっとまとまったかたちで多くの方に見ていただきたいと願って、今回、この本を世に問うことにしました。

見ていただければ一目瞭然、お腹の赤ちゃんはさまざまな表情を見せ、またさまざまな動きをしています。付録のＤＶＤでは動画が見られます。

かつては、生まれたばかりの新生児はまったく無能力で、目も見えないとされていました。となると、新生児以前の胎児の時代は、いったいどういうことになってしまうのでしょう。

しかし、じつは生まれたばかりの赤ちゃんが目も見え、さまざまな能力を持っていることがわかってきました。またお母さんのお腹の中から外の世界という環境の激変にみごとに対応できる能力も備えています。そうした能力は、お腹の中にいるときからちゃんと準備されていることが、４Ｄエコーの写真でおわかりになるでしょう。とくに指や手の細やかな動きは驚くばかりです。

こうした赤ちゃんの姿から、生命の神秘の一端を感じていただければ、幸いです。

「4Dエコー撮影中はうるさかった」

神秘的といえば、胎内記憶についてもすこし触れておきたいと思います。

3～4歳のお子さんに、その子を妊娠していたときの4Dエコーを見せたところ、「このとき、音楽がうるさかった」とお子さんが言ったという話をお母さんから聞いたことがあります。たしかに、4Dエコー中はオルゴールの音楽を流しながら撮影しているので、それがうるさかったかもしれません。

というと、お腹の中にいたときのことを記憶しているなんて、ましてそれが4Dエコー撮影中だったとわかるなんて、そんなことは考えられない、と言下に否定しようとする人がいます。

たしかに、胎内記憶については、胎児に記憶力があるとは、現在のところ学問的には認められていません。しかし実際のところ、私は多くのお母さんがたから、胎内記憶についてのお話をうかがっています。

たとえば、「ママがお腹をたたいたとき、蹴って返事をしていた」という子の場合、お母さんは妊娠中にそうしていたそうです。

また「お腹にいたときは気持ちよかったけれど、くさかった」と話す子がいます。お母さんはタバコは吸いませんが、周囲でタバコを吸っていた人がいたそうです。「うるさいから出てきた」というお子さんのお母さんは、妊娠中、臨月までライブハウスで働いていたそうです。

幼児は、お腹のときのことを覚えている

さらに驚くべき話もあります。

4歳と2歳の男の子がいて、第三子を妊娠中のときの話です。上のお子さんが3歳のとき、その子がお腹の中にいたときにご主人がかけていたメガネの色を言い当てたのです。その子が生まれてからは、ご主人はそのメガネはしていません。しかし、メガネ屋さんで陳列されていたたくさんのメガネの中から、その子を妊娠していた当時に、ご主人がしていたのと同じ色と型のメガネをさして、「これをパパがしていた」と言ったというのです。

また、その子といっしょにテレビを見ていたとき、その子を妊娠中に行った長野県のおそば屋さんが紹介されたのですが、そのとき、その子が「ここに行ったことがある。ママがおそばを食べていた」と話したそうです。

もちろん、その子が生まれてからはそこには行っていませんし、その話をしたこともなかったのです。

こうしたお腹の中の記憶を話すのは、だいたい言葉をしっかりしゃべるようになった3〜4歳の子どもです。妊婦健診に来られたお母さんがたに聞いてみると、4人に1人くらいのお母さんが、上のお子さんから胎内の話を聞いてい

ます。

お腹の中の記憶としては、「温かかった」「ぷかぷか浮いていた」「泳いでいた」という子が多く、明るさに関しては、「ピンクぽかった」という子もいれば、「暗かった」という子もいます。「お父さんとお母さんの声がした」という子もいます。

とにかく、その内容はじつにさまざまで、ここではほんの一部しかご紹介できないのが残念ですが、じつはお腹にいるときから、ヒトは記憶力を備えているのではないか、と思えるのです。

それにしても、お腹の中にいるときに、どうやってお母さんが行ったおそば屋さんのことがわかったのか。赤ちゃんは、どうやって外の世界のことを感じ取っていたのでしょうか。現代科学ではまだまだわからないことがたくさんあるのです。

しかし、こうした胎内記憶も、覚えているのは幼児期までで、その後は忘れられてしまうようです。成長したお子さんに、お母さんが「あのとき、お腹の中にいたときのことを話してくれたよね」とたずねても、「そんなこと覚えていない」と言われてしまうそうです。

長いあいだ、新生児や胎児は無能力な存在だと思われてきたのも、大人が、とくに学者たちが胎内での記憶を忘れてしまっていたからかもしれません。

そんなことを考えながら、４Ｄエコーの写真を見ると、赤ちゃんを見る見方も変わってくるかもしれません。

なぜ、4Dエコーで赤ちゃんが見えるのか

最後に、4Dエコーで、なぜお腹の赤ちゃんが見えるかについてご説明しておきましょう。

もともとエコーは、魚群探知機として使用されていました。船から発せられた超音波が魚の群れに反射して戻ってくることにより、広い海の中にいる魚群の居場所を探知するわけです。

水中に超音波を発射したとき、固いものにぶつかると、超音波は反射して戻ってきます。魚は固体なので、魚にぶつかった超音波が戻ってくるのを測定して、魚群の位置を知ることができるわけです。ですから、クラゲのような軟体動物は、超音波では見つけにくい、ということになります。

お腹の赤ちゃんも羊水の中にいます。羊水は液体で、赤ちゃんは固体です。赤ちゃんの皮膚と羊水は、物質として差があるので、赤ちゃんに当たった超音波は戻ってくるわけです。それを利用して、エコーでお腹の赤ちゃんを見ることができるのです。

では、4Dエコーでは、なぜ赤ちゃんが立体的に見えるのでしょうか。

これは、ヒトがものを見るときのことを考えるとわかります。じつは、光も

超音波と同じ波で、ものが見えるのは、そのものに当たって戻ってきた光を目の網膜がとらえるから見えるのです。

４Ｄエコーで赤ちゃんが立体的に見えるのは、石膏像を立体的に描くことと同じ原理によっています。学校の美術室には真っ白な石膏像が置いてあったはずですが、白の絵の具だけでは、石膏像を立体的に描くことはできません。光と影を描きだすことによって、はじめて立体的な像として描くことができるのです。

この場合、光が多く当たって戻ってきているところは明るくなります。お化粧でいうと、顔のおでこから鼻のラインの高い部分の、いわゆるＴゾーンです。光があまり戻ってこない部分は暗くなります。まったく光が当たらない影の部分は、光が戻ってこないので真っ暗になります。

同様に、お腹の赤ちゃんも、超音波が多く戻ってくるところは明るく、あまり戻ってこないところは暗く描くと、立体的に見えるようになるというわけです。

こうして開発された４Ｄエコーは、胎児の異常の有無の診断にひじょうに有用な検査装置であることは言うまでもありません。しかし、胎児の異常はごくまれにしか発生しないものです。

ですから、その診断のためだけにしか用いないのであれば、あまりにもすばらしいこの装置がもったいないとしか言いようがありません。

もっとほかに使い方はないのか。異常の有無に関係なく、すべての妊婦さんに役立つ使い方があるなら、そちらの使い方をしたほうがはるかに有益だということになります。

もっと多くのお母さんやご家族が4Dエコーで我が子の姿を見て安心し、喜び、幸せな妊娠生活を過ごしていただければと思います。それによって赤ちゃんにとってもよりよい環境となることでしょう。

あとがき

時代の変化にしたがって、かつては絵空事だったことが可能になっています。たとえば、携帯電話が登場することで、いつでもどこでも目の前にいない相手と話すことができるようになりました。また、新幹線や飛行機などの交通機関が発達することで、驚くほど速く、遠隔地への移動が可能になっています。さらに、インターネット技術の普及によって、手紙や写真や映像は瞬間移動し、あらゆる情報に瞬時にアクセスできるようになってきています。

このように、以前だったら超能力といってもいいような能力は、現代の科学技術の進歩によって、実現化されてきているといえるのではないでしょうか。「あったらいいな」と思う夢は、いつのまにかどんどん現実化されつつあるのです。

その一つとしてあるのが、４Ｄエコーの出現です。４Ｄエコーをお母さんのお腹に当てることで、お腹の中の赤ちゃんのいろいろな行動がわかってきました。いわばお腹の中を〝透視〟して見ていることと同じです。

　私は、この6年間で約1万人の赤ちゃんを4Dエコーで見てきましたが、視覚から得られる影像による感動をお母さんといっしょに共有させてもらっています。

　赤ちゃんの様子を4Dエコーで見ていると、生まれてからする行動やしぐさのすべてを行っています。むしろ生まれる前のほうが、活発に動いているといえるかもしれません。羊水の中で飛び跳ねたり回転したり、とても生まれたての赤ちゃんにはできないことをやっています。柔軟さに関しては、抜群で大人にはとてもまねできません。生まれる前から、トレーニングをばっちりして、外の世界に対応できる骨や筋肉をつけて準備しているのですね。

　また、4Dエコーで見る赤ちゃんの表情は、たいへん豊かです。笑ったり、泣いたり、怒ったり、困ったり。時には、考え事をしているような顔をしたり、申し訳なさそうな顔をすることもあります。これは五感を通して、いや五感以上の感覚を通じて、いろいろなものを感じているからこそ、そのような表情になるのでしょう。そういう意味からも、赤ちゃんはすでに無限の能力をもって生まれてくるといえます。生まれた後の過程で、これらの無限の能力は徐々に有限化され、無限の能力が発揮できなくなっていくのかもしれません。

　私は4Dエコーでお腹の赤ちゃんと対面するたびに、新鮮な気持ちになり、赤ちゃんがなにか面白いことをやってくれるのではないかという期待感を膨らませながら診断にあたっています。

この6年の間では、めったにお目にかかれないしぐさに遭遇することもできました。そのうちまた、出会えるだろうと思っていても、なかなか出会うことができないのです。どの赤ちゃんでも、1日の中では、どこかでしそうなことですが、頻度の少ない行為は、4Dエコーを行う15分から20分くらいの短い時間帯ではなかなか巡り会えないのです。

そんな超レアな映像に出会えると、密かに感銘を覚え、興奮を感じます。こんな映像は誰も知らないだろうと、お母さんとそのご家族、そして私でこっそり楽しむのも悪くはありませんが、「赤ちゃんはこんなこともしているんだ」ということを大勢の人に知ってもらうことも、とても意義があることだと考えます。

4Dエコーではよく見られるしぐさも、お母さんやご家族のかたにとっては、初めてみる我が子の映像です。どれ一つとっても、新鮮で貴重な映像です。

ある時、4Dエコーを経験したお母さんから手紙をいただいたことがあります。妊婦健診で赤ちゃんの異常が見つかった方からの手紙です。重篤な心臓疾患をもった赤ちゃんでした。ご両親は出来るかぎりの治療はされたのですが、残念ながら生後まもなく亡くなられました。元気な赤ちゃんを抱くことはできませんでしたが、4Dエコーで元気に動く赤ちゃんの映像は、今も、そして将来も、ご夫婦の大切な宝物だそうです。

これからも一期一会、二度と訪れないその時その時の貴重な映像を大事にしながら、4Dエコーをお母さんといっしょに楽しんでいきたいと思います。

本書を通じて、一人でも多くの人に、お腹の中の赤ちゃんの様子の詳細を知ってもらい、生命の神秘、赤ちゃんの能力の不思議さにふれてもらえれば幸いです。本書の出版化に関して、数々の助言をしてくれた板橋中央総合病院部長の森田豊先生、草思社の木谷東男さんに感謝申し上げます。

そして、6年間にわたり4Dエコーにより、さまざまなしぐさや行動、能力を見せてくれた約1万人のお腹の中にいた素晴らしい赤ちゃんたちにお礼を申し上げたいと思います。

二〇一〇年　六月

丸茂《まるも》　元三《げんぞう》

著者略歴――――
丸茂元三 まるも・げんぞう
1960年長野県に生まれる。1983年北海道大学理学部卒。91年旭川医科大学医学部卒。91年東京大学医学部附属病院産科婦人科教室入局、96年同助手をへて、2003年より板橋中央総合病院産婦人科勤務。現在、同院産婦人科医長。超音波専門医。

赤ちゃんはお腹の中で
何をしているのか

2010年8月2日 第1刷発行

著者 丸茂元三
イラスト 高村あけみ
装丁者 前橋隆道 千賀由美
発行者 藤田 博
発行所 株式会社草思社
〒170-0002 東京都豊島区巣鴨4-7-5
電話 営業 03(3576)1002 編集 03(3576)1005
振替 00170-9-23552

印刷
製本
DVD制作協力 図書印刷株式会社

ISBN978-4-7942-1771-4 Printed in Japan 検印省略

http://www.soshisha.com/